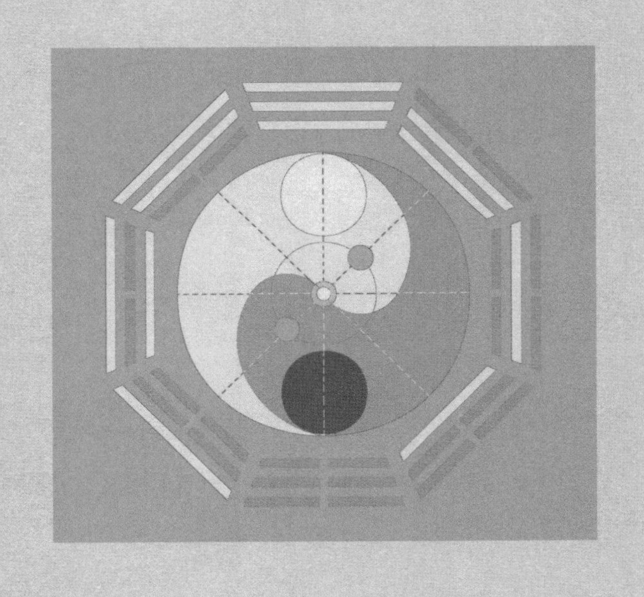

氣道鍼經·太極經合璧

陸錦川◎撰

上

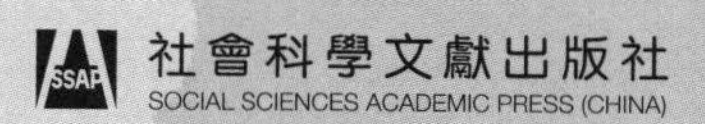
社會科學文獻出版社
SOCIAL SCIENCES ACADEMIC PRESS (CHINA)

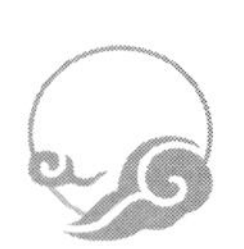

陸錦川（仿佛先生）簡介

陸錦川，名流，字錦川，號不息，晚號仿佛，庚辰年（1940）正月生於成都一翰墨、道修及武學世家，其父玄一爲道家太極門傳人，故先生幼承庭訓，經文習武，内承國學，外習新知，年少時即參悟入道，透破有礙。稍長外出游學，參訪明德，歷練世行，終而博通内外，學貫古今，承繼道家太極門法脈，一匯三宗五秘，融通道佛兩家，爲踐行復興中國傳統文化之使命，打下了堅實深厚的基礎。

先生少年時隨父師玄一大師習武，先後修習、得承家傳形意及太極門武道之九宫太極手；後又拜海上隱者殷老師修習、繼傳天門武功絶學；先生青少年時即已參訪、拜門二十餘位武林隱逸高師，得以融會諸家，貫通内外，一合剛柔兩道，透入武道聖域。

先生夙業岐黄，青年時開始行醫，將道門古傳氣醫與鍼灸結合，獨創太極氣道金鍼理法，先後在成都和北京等地開辦國醫研究所和疑難病門診，起沉疴無數，享譽杏林。

道家太極門爲秘傳千年之華夏絶學，太極門理法，祖易經之哲理，宗黄老之道理，法佛學之悟理，擷百家之義理，經歷代精英積澱錘煉，最終凝聚爲理行並舉、道哲一如之太極大道。其修爲宗老子自然無爲返本理道，法太極兩儀數理哲道，成十開九始、一歸〇闔之三功九秘理法體系。太極大道之哲理精義，經歷代祖師心血陶鎔，至先生而形成三界九哲、一道九理之完備道哲體系。太極大道之學既是太極門歷代祖師的心血結晶，也是華夏民族文化的智慧瑰寶。

1980年代，陸錦川先生開始公開系統講授太極大道之學。

1995年，經過國家文化部和民政部批准，在北京成立中華炎黃文化研究會太極文化專業委員會，陸錦川先生擔任首屆會長。2000年，先生於《太極經》中明確宣示棄門立學，改易道家太極門爲中華太極學，拓展道家太極學爲人類智慧學。從此，太極大道絶學公之於世，道家太極門以中華太極學之新面貌顯耀於中華文明乃至人類文明之智慧高地，中華太極學進入新的歷史發展階段。

爲弘揚中華傳統文化，向世界傳播太極學，先生廢寢忘食，著書立説，先後出版太極學著述數十部，如《太極經》、《仿佛談道録》（大陸版四册，臺灣版五卷）、《本如當來——仿佛如是説金剛經》、《仿佛哲老——太極格解道德經》、《仿佛居士説心經》、《仿佛居士説壇經》、《仿佛汲老子》、《仿佛淘莊子》、《仿佛論孔子》、《慧能大師傳》、《慧能大師禪心印》、《禪説金剛經》、《生活禪》、《中醫望診相法》、《氣功醫術知識揭秘》、《氣功傳統術語辭典》、《人人可以進入的神秘境界》、《養生修真證道弘典》（大陸版11卷，臺灣版15卷）、《九靈鍼經·氣道鍼經合璧》、《氣道》、《太極武道——九宮太極手》、《依稀影》等，殆逾數百萬言。

爲使更多有志之士啓慧增智，數十年來，先生不辭辛勞，輾轉海内外講學傳道，國内，從成都、北京、上海、廣州、柳州、珠海，到香港和臺灣；域外，從泰國、新加坡、日本，到美國、加拿大、德國和英國，先生開辦各類太極學道行理哲參修課程，引領衆多學者探究太極大道奥妙之境。

先生有言，人類一切學問，約之可歸爲兩大學涵：一是自我生命之學，一是自他生存之學。太極學乃括人類兩大學涵之學，其生命之學稱太極道行，其生存之學稱太極文化。故先生所立所傳之太極學，既是中華傳統文化之大成與精萃，更以深邃完備之道行理行體系，開顯出中華文化創造性轉化之道哲理行新境界。

先生自述其太極學立學宗旨：太極之學，本無所立，故無所不立；凡所有立，皆即立即破；當境而立，則立於人見難逾處。此蓋先生揭示太極學如日月經天、江河行地之生生不息智慧源泉奥秘之語，也是領悟踐行太極學之秘鑰慧機。

氣道鍼經

仿佛居士祖述

《氣道鍼經》修訂説明

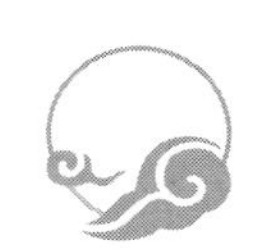

陸錦川先生宗太極大道古脈，展氣醫診治新法，根據古太極氣道傳承，融會自己多年氣醫、中醫學術研究和臨床行醫經驗，總結、創立了太極氣道金鍼診治法，並在臨床實踐中加以應用、完善，形成了獨特的太極氣醫理法體系。20 世紀 90 代初，陸錦川先生以太極氣道哲理闡析氣道金鍼理法、診治、施用法要，以太極哲觀析解氣醫、中醫、西醫三大醫學體系之哲理基礎、認識和體用，述論氣道醫學的生生之理、自然之成、形氣神體用之妙合，精心撰著《氣道鍼經》一書。並與其沉潛多年、深研《靈樞》而重輯編著之《九靈鍼經》合爲一編，以《九靈鍼經·氣功鍼經合璧》爲名首次公之於世。刊印時，爲應時俗及出版銷售之需，《氣道鍼經》不得已改爲《氣功鍼經》出版。此次修訂，恢復原書名，亦符"還其本來"之旨。

從 1993 年首版印行至今，《氣道鍼經》一書由不同出版社正式出版過四次，但各版書中正文內容均未作校勘改動。2005 年春夏間，陸錦川先生對《氣道鍼經》部分內容進行了校改訂正，並形成了校訂稿電子文檔。陸錦川先生《氣道鍼經》原始手稿，目前暫未獲見，故此次修訂以陸錦川先生改定的電子文稿爲底本，以 1993 年的首版爲參校本，對本書進行校對、修訂。

《氣道鍼經》全書依先天卦之流行，鋪陳結構，體用一源，顯微無間。其道哲宏富，深蘊太極義理、氣道哲理、氣醫醫理及修爲法理，陸錦川先生以其修養深厚之古文闡發太極氣道、氣醫之奧義，立言妙微高古，行文雅致蘊藉，頗有兩晉六朝道經之逸韻。文辭古拙，如“則”用作“效法”之意，源自《尚書·禹貢》《詩·小雅·鹿鳴》；“即”用爲“去就”之意，取諸《爾雅》《玉篇》。凡此諸多道哲鈎玄、理法闡微，其選字用語，皆含深意，或有異於常辭習見者（譬如“之所之外”“以肇大道”“本而之證於無”“中變”等稱述），讀者結合上下文義，旁參博證，當可慧悟於心，貫而通之。但由於排版校對、謄寫録入、文字識别、古今通假字、誤筆、古今異體字、古今慣用法等因素，書中難免存在文字訛誤、疏漏，以及一些不符合出版規範之處。此次修訂再版，均依出版規範要求作相應修訂。主要修訂如下：

一、本次采用繁體字横排版式，並依出版標準，修改、規範原著標點的使用。如，原著中用尖括號（〈〉）標識人名，這次大多予以去掉，僅保留陸錦川先生道號“仿佛”及其簡稱“佛”和切身師承的尖括號使用，以區分於一般名詞。

二、修訂了部分古漢語虚詞、通假字的用法，以合漢語規範。在儘量不改變原文表達含義的原則下，適當謹慎修改、添加或删除了個别字詞。

三、明顯印刷排版錯誤、筆誤、前後用字不一、繁簡字造成的文字使用錯誤，據上下文意和行文用字情況，予以改正。

四、本書按照先天卦序排列章節，先天卦序中第四十五爲涣卦、第四十六爲坎卦，首版的排序有誤，此次修正爲正確章節順序，即：神鍼氣修論涣章第四十五、神鍼道修論坎章第四十六。

五、“修煉名義論大有章第三”中有一處關於“氣功”一詞來源的考訂，經文獻查證和考訂，作了修改。詳見章節下的注釋。

六、“气”爲“氣”之古體。因《氣道鍼經》涉及氣的不同境界、不同種類之體用，且内容龐多、應用差别較大，爲方便讀者閱讀理解和區分，在一般情況下保留常用的繁體“氣”字，在特定境界、特定意義的氣界、氣名表達上，則分別沿用道門法本傳承的“气”字相關衍生字、異體字。“玅”字在特殊語境中亦予保留。

《氣道鍼經》的此次修訂，由中華炎黄文化研究會太極文化研究分會負責組織校訂，全書由韓樹春、姚天泓、霍用靈等共同參酌審校，反復斟酌，力求精審無誤。此次再版校勘，得到了社會科學文獻出版社各位編輯的助益，他們對本書的細緻勘校和寶貴修改意見，彌補了我們修訂工作中的不足，兹敬表謝忱！

《氣道鍼經》新版的推出，還得到了諸多太極學者的鼎力支持，本書編委會深致謝忱！

《氣道鍼經》書目

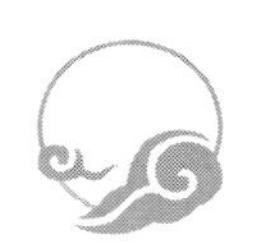

氣道鍼經自序

憶昔嘗讀唐相張説之《灉湖山寺》詩，甚愛其超然物外之趣。其前四句云：

> 空山寂歷道心生，虛谷迢遥野鳥聲；
> 禪室從來塵外賞，香臺豈是世中情！

逸焉哉！其灑脱靈透之韻，詠之大有飄飄欲仙之概！夫惟寂歷空山，斯乃觸生道心；夫惟結禪世室，方以情生物外，其當時塵緣盡釋，清懷自脱，栩栩然之襟，洵可想見矣！

嗚呼！虛谷鳥語，本非世情；空山禪趣，惟賞物外。然是諸空山，能有幾人寂歷？是諸虛谷，堪倩幾心迢遥？噫！亦難也吁！

是經之述也，道本空山，法寄虛谷，機生禪室，理歸香臺；源性若斯，即心如是，信筆由之，御文其自，此而言述，其是名爲述歟！

昔余聆先師之教，格維諸道。一席竟，笑曰：已可也。二度竟，微曰：猶未也。三復竟，嗟曰：其難矣！四番竟，驚曰：奥乎哉，道也！

〈佛〉之不敏，殆四番方就悟於言外，今就吾述而即是道者，其亦"塵外賞"否？其會之者，必知我耶！

夫善言之慧，不若善聞之智；善述之神，不若善誦之聖。〈佛〉也不善夫述者，其惟俟諸善誦者之聖也夫！

子曰：述而不作，信而好古。是經之成，實太極門累世先師之功，〈佛〉之所陳，傳言而已矣！是爲序。

時庚午歲之牡丹花朝

古吴蜀修士彷佛居士陸錦川

序於錦水故都不息齋中

氣道鍼經導讀

《氣道鍼經》者，殆達玄契真，氣治、鍼治之指道書也。是所立言，固非一端，蓋上祖先人遺旨，下陳個人心印，中采師道見聞，誠非惟融貫古今之藴，抑且横涉諸家之秘也。

夫匯義以貫，約博以簡，法以則通，深以淺出，是亦心力之所臻，非文言之所能矣！

是書之成，見其淺，完其氣道之診治；識其深，透諸性命之本來；秘義其體，顯意其用；道肇有無，法啓形神；約之則一，展之則萬；其行似異，其歸則同。故當契領通悟，幸勿執泥於篇中、句下矣。

是書之誦，自宜三復，若徒走馬，斷難觀花也。誦之契會，心其微之，始則文中取義，終當言外用功。蓋初誦即解，多非真省；後證有悟，是乃真知！緣道修之知，非關口給，而在實了也。若不明於兹，終難讀解，不知經之爲經，實道之爲道也。故曰：

若會義經外，則道展足下；如乞義文中，則道在口邊也！

是書之密，密而非密，師易法卦，玄微盡顯。故是諸篇節，師於八八之序，則象法象，藴義深焉！言無虚發，觸機則悟，自乃知矣！

夫經之有始，理之有終，是乃師“乾以資始”、法“坤以受終”矣。師於乾，故“鍼道緣起”以開；法於坤，故“傳真秘道”以閉。一啓一秘，應象論微見矣。是中應卦之篇，凡六十有四，各合肇以象道微義，俾相得而益彰，相隱而益顯，相化而益變，相資而益生，是故以篇納卦焉！故是經者，可名“卦經”歟！

夫理之長者，必有其短！是經序次，皆以篇義正反納卦，故肇義殊勝。奈副諸此者，必違諸彼。是故單就篇義論之，則論義之中，偶有不次，失貫輟續，殊難接意，時或此説未竟，彼説已起，蓋卦列之序不可移，是以移樽而就範焉！嘗權衡得失，亦失者鮮而得者夥，兹乃從卦序而不從義序矣。誦領之際，當先明此，方以前後參照，期補此失歟！

稽中華古國之稱於道者，旨不離三教，而三教之尚於道者，應首推道家，而道教因之。是故道家者，其思想，其大哲，殆中華傳統文化之中堅也乎！第今人之稱於道者，言必宗老子，斯老子者，殆道之奠基者歟？孔子繼老子而言道，釋迦於異域而傳道，以是大道之微，殆始定矣。今太極門之論道也，横者肇於三教百家，然以太極爲體；縱者繼於千年上下，自合古今爲用。其哲也，出乎三界，其理也，貫諸大易。是故誦解於是經者，幸勿囿於一端，始可如盤走珠，活法圓機，略無疑滯，活潑斯應矣！入其旨者，自信余言不謬，然亦在人已矣！

〈彷彿〉識於述是經之竟

鍼經師乾道部
之一

鍼道緣起論乾章第一

夫醫者，濟利生生之道也，拯罹起苦，濟困扶危，蓋仁德之所本也。是德肇諸上古，徹貫三教，此道門仁恤之術，有以傳也。

〈佛〉生有法緣，得降道門秘法世家，幼承庭訓，經綸大道，稟繼太極門修真薪傳而“七步塵技”，術數法術，道之隱顯，幸有所聞焉。

憶昔髫年，嗜武好角，偶傷足跗，步履艱難，邂逢一善鍼隱者，數鍼而起。余奇之，遂向學鍼灸之術焉。

少長，爲人療苦，或以鍼，或以氣，布氣而不知以鍼，用鍼而不敢以氣。家父〈玄一〉先師見而笑曰：“兒知夫用氣用鍼，然尚不知氣與鍼之玅用。常時束鍼就穴，俗矣！還知夫不以鍼、不以穴，復可爲鍼治之法存否?”余大奇曰：“抑真有若?”先師一笑，乃授以道門“七步塵技”之神鍼道焉。

春花秋月，修法習鍼，〈佛〉迄今懸壺濟世殆三十餘載也，每常應診，踵門求治者雲集，洵非虛語。抑雖湯藥鍼灸，以迎世好，然於急難，其得力於神鍼者實多，時人但知余用鍼之神，然多不知余用鍼之所以神矣。殆“氣功”“特異功能”鳴世，余始明以言法，開課授徒，道門氣治神鍼之秘，始聞於世焉。

戊辰秋殘，有門下告余曰：“時下以氣功而名鍼者，國内時有所聞，是氣鍼已非先生所獨秘矣。然細窺其説，或曰鍼後加氣，或曰發氣施鍼，於氣鍼之道，似未夢見。間見成書餉世者，鍼則以穴，氣則無偕，殆非此道中人語也。時人不識，以爲氣鍼神鍼。先生胡不作一《氣道鍼治學》傳世，以少正浮訛，略揭真秘？”余笑曰：“揭道門之秘而爲世人議，吾不爲也，且此秘可泄否？”門人笑曰：“秘法者，多秘諸法而不秘於理，先生其擇可言者言之，得正世之訛亂，亦功德矣。”余始然之曰：“此仁者舉也，曷計他哉！”遂發心於是編焉！

援筆未竟，已而輟編，伏思氣鍼一道，傳法千古，師徒私授，忌立文著，法固不得，理亦不見，至是尚無一册經論醒世，良可嗟也！余何不略揭師傳，資以自悟自得，克成其事，先補此白歟？思慮及此，乃更筆而作鍼經矣。是鍼經之成，亦先人之功耶！

夫述而成章，曰學乎？曰經乎？曰：惟學須是學，經須稱經，斯乃可也。惜余心期於經，而材力不濟何！竊謂“鍼經”者，古來惟假託夫軒岐之著——《靈樞》稱之。蓋《靈樞》紹世，肇啓古鍼法之奧，鍼界奉爲載道之論，是乃尊之曰“鍼經”，自斯而下，未之聞也。然此經本冠形鍼之爲穴刺者，其於氣道而爲鍼者，氣之而爲神鍼者，經其闕如，典則尤欠。〈佛〉且敬謝不敏，爰以是述而名編焉，竿瀆希聖之罪，惶愧何似！

是述本名《氣道鍼經》，初版付梓，所以更冠以“氣功”之名，而稱《氣功鍼經》者，一爲便俗，二便付梓，所謂從新名而展舊論也。此次鋟版，仍復原稱，俾還其本來。是凡師所傳知，自所驗之，心所悟知，耳所聞之，其可言、可事、可取者，悉皆分類部白，精陳理説，總章大法，完其體用。故是經或未盡合古意，然亦實出古人也歟？語云：拓荒之路，其道必曲，是非得失，其惟後之明哲耶！

是述曰經，非期於聖論。蓋“經”者，道也，其惟示人以綱紀，導人以行持，啓人以貫悟，致人以變化乎？故若泥經以爲經，執道以爲道，則若名實之移轍，籤語之束心，是有書又不若無書矣！

行筆至是，忽發奇想，順即一律，聊作是述之接引云：

欣論神鍼道，無言帶笑中；
能書皆末事，可語盡粗工。
指月休看指，風帆須捉風；
以心誦吾述，玅入不空空！

氣治議古論夬章第二

原夫氣治之道，源諸上古，法則自然，術本簡樸，抑天地人類、萬物有生之本能歟？人之所倚者，意也；意之所發者，聲也；聲氣之所爲者，咒治之先也。是故咒治者，先民尚之，此氣治之所由興也。殆世風日華，人性好物，鍼藥之治興，此道漸乃湮泯。當轅岐之世，衰象已見，况復晚今之世乎？

《素問·移精變氣論篇》有云："余聞古之治病，惟其移精變氣，可祝由而已。今世治病，毒藥治其内[①]，鍼石治其外……"

夫"移精變氣"者，以念"移精"，以氣"變氣"之"炁治"法也；"祝由"者，聚意止念，全神誦咒之"咒治"法也，今人呼爲"氣功醫療""特功醫療""巫術醫療"者是也。此道本可輔鍼藥之不足，何而不興？該篇復釋云："往古人居禽獸之間，動作以避寒，陰居以避暑，内無**眷慕**之累，外無**伸宦**之形，此恬憺之世，邪不能深入也。故毒藥不能治其内，鍼石不能治其外，故可移精祝由而已。今之世不然，憂患緣其内，苦形傷其外，又失四時之從，逆寒暑之氣，賊風數至，虚邪朝夕，内至五藏骨髓，外傷空竅肌膚，所以小病必甚，大病必死，故祝由不能已也。"

竊謂轅岐此論，殊失之偏頗，蓋古今之人，其勞逸羈放，曠思悴心，率皆無異者，豈有往古恬憺之世，人皆"内無眷慕""外無伸宦"，而轅岐之世，便人皆"小病必甚""大病必死"歟？抑今人皆不可"移精變氣”“祝由而已”歟？奚有是理哉！然岐黃之論，非比常言，後世之人，崇典尊經，相戒不用祝由，有者更視巫咒如騙術，此道遂乃益衰，豈非轅岐過論之失歟？余且敬謝不慧也，玆議出之，俾氣治咒治之古道，有以存焉！

稽夫上古之治，變氣祝由，艾灸砭石，醫巫未判，巫醫同源。殆轅岐之世，物質昌明，醫藥初興，始肇分形神兩端。諦觀《靈樞·官能篇》之論，信可知矣。是篇云：

“語徐而安靜，手巧而心審諦者，可使行鍼艾，理血氣而調諸逆順，察陰陽而兼諸方。緩節柔筋而心和調者，可使導引行氣。疾毒言語輕人者，可使唾癰咒病。爪苦手毒，爲事善傷者，可使按積抑痹。”

按《靈樞》所言“鍼艾”者，鍼灸也；“行氣”者，導引也；“唾癰咒病”者，祝由也；“按積抑痹”者，按蹺推拿也。而“移精變氣”者，氣道之治也。則此五治之本，殆物質二，鍼灸、按摩也；精神二，氣治、咒治也；界二者一，導引行氣也。是古本兼尚形神之治，今人但知偏執鍼藥之一端，幾猶人之自斫一臂，由此而言道，洵可慨也！

古人物質之治，亦重精神，嘗考古之按蹺之治，尤非專尚形抑，觀夫“爪苦手毒”一語，殆有深意存焉！《靈樞·官能篇》有釋云：“手毒者，可使試按龜，置龜於器下而按其上，五十日而死矣。手甘者，復生如故也。”

究此“試按”，殆非以力按龜而斃之，係按“器”上，可知斃龜非在“按”，而在按人之手氣也。緣龜本壽物，困之、饑之，殊難斃之。是間能殺之者，其惟氣否？當其按之時久，心施於力，力繫乎氣，復思殺之，殺心專致，久之自然氣聚而即心應手。一旦殺氣盛至，則龜感而竭斃矣。於此可知，經言“手毒”者，言其人手氣盛張，可隨念而出生殺氣也。經言“手甘”者，言其人按器“五十日”而猶未能斃龜，則其人手氣衰微可知，業醫按蹺固非所宜也。以是觀之，古之習按蹺者，皆今之“氣功按摩”之類，凡庸無氣之手，不宜事此矣。吁乎！

今之習按摩者，尚不知“氣”爲何物，誠道不若古，技不如昔也。

夫形之與神，本尚對待，物質昌明，精神益下。吾人雖爲形神之統一體，然生息乎物質境界之中，故好執諸物，而易輕忽於神，此鍼灸、湯藥之所以易興，氣治、咒治之所以易衰也。古猶若是，今乃故往，是乃昔有古巫見斥於古醫，今有中醫見貶於西醫，是皆重形質而輕精神，理致一矣。然形之與神，奚可偏廢？形治神治，終相對立！人稟形神，治必如之，明於此理，方爲真知醫道；明於此道，方爲真知氣醫者也。

嗚呼！神治氣治之道，衰微已久，所幸大道不孤，真見卓識者，代有其人。道門“七步塵技”之道，乃繼傳不輟。俾吾儕於晚古之今，重經古道，更立鍼經矣。噫！法固有繼，書可補述，承旨悟道，臻者乃周，然能悖物囿而入神者，或鮮！嘗愛東坡之句云：

不識廬山真面目，只緣身在此山中。

安得杏林同好，共冀古樸，出神入化，契靈歸真，以造福黎庶歟！

注　釋

①毒藥治其內：毒藥，即廣義之中藥，非專指毒性藥也。

修煉名義論大有章第三

原夫修煉也者，就俗之稱名也。世之曰修道、曰煉功、曰道行、曰佛行，莫不若是。稽古來返修之道，本無一定之名，道門曰修真、曰煉丹、曰虛無；佛宗曰悟證、曰參禪、曰解脱；儒家曰坐忘、曰修身、曰養性，自來名目軼繁，匪可約一。蓋修煉之道，出有入無，明透形虛，所謂窮其旨則物外，盡其趣則形内；超之於真則道寓心内，入之於法則行猶意中；執言其竟則逾諸三才，著聞乃致則盡是兩儀，洋洋乎其無量，沌沌乎其無著，含萬有於虛無，歸一無於實有，莫可形狀，難能予言者也。

夫“道”，蓋老子之强名歟？而道爲修真之稱，抑無稱之稱歟？原修者，煉悟之謂；真者，本來之指。而煉悟者，入世之有爲也；本來者，出世之無象也。入乎世法而出乎世法，此而名修，實焉能副？故凡修煉之名，皆不得已之稱，非稱之稱也。

人之先天無象，故尚俗而言其無；人之後天有形，乃就俗而言其有。無則無也，尚復何變？故尚其常。有則有之，是必有變！故尚其變。故凡人之後天具有，因有變而非真有；而人之先天具無，緣有常而是真無，有以虛有，無而實無，自乃無而之有，有而之無，虛而有實，實而有虛，有中本無，無中本有，大道由是而成焉！此蓋修之指歸，行之究竟，真之源本，道之自來歟？是曰：

了道者，了無所了，無了有了；道了者，道無可道，無道有道也。

修真者，修無可修，無修即修；真修者，真非其真，即真是真也。

明於此理，則萬千修煉，諸家名實，正旁真僞，高下奇正，豈復有餘蘊哉！

竊謂人之有生，本乘自然而成，禀兩儀而立三才，法萬象以全形神。不啻百骸至巧，更期一心至靈，良非設慮之可及，抑豈良工之可臻。進而恢恢大千，茫茫萬有，質質奇絶，物物怪森，率皆如此。玅之以玅，玄而且玄，精之又精！嗚呼！此人之所以不知人之所以爲人、物之所以爲物，亦猶夫天之所以不解天之所以爲天、地之所以爲地也！吾人一生形體之内，二生天地之内，三生萬有寰宇之内，此人之所以不識“内”也。

然則三才萬有，惟人至靈，知固無涯，求知亦復無窮。是以際天極地，盡物量情，察陰陽以成對待，辨萬變以成流行，鑒無有以成生化，契終始以成果因。惟恒常空無，是乃則恒。天地之道，則無而之有，有而始之一，一分爲二，二而生三，三以成五，四象寓中。此即一三哲規，二四律道，五一歸恒之道也。吁！吾人寄身宇内，化知域外，入乎有境，出乎三界（按：道門以“有、有無、無”爲三界），惟明悟於五，乃通貫有界。故曰：道者，三才本有，然天地不知，其惟人兮！

夫對待之道，陰陽相成，形神其本，性命其根；形以立命，神以立性；身以立形，知以立神，人生不離形神，是以修煉不離性命。是故前哲乃的指修煉之道爲“修性煉命”“性命雙修”云。

修煉而以性命之形神爲契要，殆有界之爲也。瀹瀹乎人之形神，本無以生有，是有必歸無，是故修性煉命之道，自可因此理而酌分四階：

悟性煉命，次也；出命入性，中也；見性返本，上也；了性解脱，竟也！

今人以氣功名性命之學，復執有形而言諸强身，雖合時宜，然須知此非古道原旨也。另修真之事自膺“氣功”名銜，則古返修之道，自此濫俗名矣。

按“氣功”一詞，肇端兩晉，典出題爲許遜述之《靈劍子》[1]，初尚未的指爲修真之總稱。其冠諸性命之學，且稱名中外，約定而俗成者，殆近三十年間事。考修真之道而名氣功，已違古哲本意。蓋曰氣曰功，於義落諸實相，惟其名諱之左矣，是以實乃遷之。諦觀今人之所謂“氣功”，舉凡治病健身、運動導引、武術硬功、聲光電器、魔術雜技、舞蹈説唱，無不詡之曰氣功，則氣功者，亦濫竽之甚矣！

稽今氣功之指，抑三教之大道，佛、道之修爲歟？若是則道本性命之所歸，行本後天返先天也，斯豈身之舞之、氣之剛之、功之能之、術之戲之所能即哉？故今之氣功及此氣功之名者，亦失之遠也！無怪佛、道宿修，最厭齒此，每詢即訶：“什麽氣功？與吾輩之修何干？”蓋之所能聖，尚有道乎？

原夫性命之修，本透凡界而趨聖境，最忌礙諸名實而攖人悟性。故一戒乎有，二戒乎實，三戒乎相，四戒乎得，是氣本非氣，功亦無功，悟而非悟，得即不得也，詎可與今之所謂“氣功”同日而語哉？惟惜時賢不察，奉爲時髦，更相引用，致名馳中外，俗成難移，良可嘆矣！

然名者，實之賓也。毋苟名而求實，應知實以契真！但識其别，則自無紊，何患乎一無傳承之氣功而濫竽修真大道乎？

道，行也！不名其外而實其内。故曰：“名固無與，若非入境之悟修，當非其行也！”此修煉之名實定義也。故乃約之曰：

了命出性，入境悟修！

修訂者注

①此處本書初版爲“典出〈許遜〉之《净明宗教録》”。據文獻考訂情況，此次再版做了修訂。目前存世文獻中，題名含有“净明宗教録”的著作有三種：一爲明代草玄居刊本《出像許真君净明宗教録》，二爲清代胡之玟編撰的青雲譜刊本《太上靈寶净明宗教録》，三爲清代

撰輯刊版的《道藏輯要》及《重刊道藏輯要》所收《太上靈寶浄明宗教録》。三種文獻均是關於道教浄明派的文獻輯集，其中收録了爲晉代許遜的著作。在署名東晉許遜所著《靈劍子》的“道誡第七”節中，有四處出現“氣功”一詞，如“出度一人，立減氣功一年”“更度一人，減氣功二年”等。但學界也有考證認爲，《靈劍子》是撰於南宋或上推至北宋時期的署名“旌陽許真君”的託名之作。

太極大道論大壯章第四

孟子云：

不以規矩，不成方圓！

夫道本玄微，穎悟最難，未周靈玅，豈形空圓？是故修真之行，矧無大道之規矩，以恪循大道之方圓也夫？此道哲之所由至矣。先師〈玄一〉先生嘗曉此云：

“道之髓，其惟哲乎？應變無方，總束始終，契即萬類，流衍無窮，是名曰哲。”

要者言乎！信是哲者，洵三才之規、終始之矩、有無之綱、生滅之紀也。此道哲者，蓋吾宗太極門之大道也。未悟其道，先諳其哲，但會融旨，便挈其精，此〈佛〉之所以爰以吾宗之哲，契陳基要，演繹爲是經之指授云爾。

伏惟太極大道，極盡玄機之玅，上法三才，下則三教，窮理盡性，卓領管要；如盤走珠，圓通機巧；貫乎諸矩之變，出乎一規之交；道則橫立三界，理則順括一了，亘化終始，是名大道！

源其宗門，旨者蓋五：

本諸悟證實理，一也；祖述易道哲理，二也；宗發老莊道理，三也；參悟三教學理，四也；印合修爲功理，五也。匯五理而自成一道，融百家而則出一門，洵爲博大精深，源遠流長，玅合天成者夫！故太極門者，洵道門之至道歟！宜其爲“五門秘法之首”，爲修真之正傳胥！

稽於太極門之修，其於哲者，曰九，三界尚之：有界之哲共五，有無界之哲曰三，無界之哲其一。而其可言者，惟有界之三大哲矣。

其於法者，曰十，無爲爲體，有爲爲用，有無相生，逆行化歸。其數理功法亦尚“逆修”之則，逆十數而修之，即自十而開，即九而始，至一而終，至無乃竟也。

其於理者，曰五，蓋無以生有，有以成一，一分爲二，二化以三，三以致五，四位其中。是五理本諸一理，一理肇於無理也。一理者何？曰：自然也。自然本是自在，自在本無可理，惟人法之以成理，故曰無理生有理，而爲太極門之功理也。五理者何？一曰自然，二曰無爲，三曰有作，四曰化滅，五曰歸真。一者爲道，二者象法，三者法行，四者示規，五者復如。是道法行規而如，如而歸真，真以虛無，蓋自無而之有，自然歸之然，故曰無爲而至也。

原夫自然者，天地之本道；無爲者，天地之本行；有作者，人道之妄欲；化滅者，有行之歸復；歸真者，虛無之本來也。循此道而行之，乃謂之大道。老子曰：

“道生一，一生二，二生三，三生萬物。”

此言先天而後天之生生道也。是當曰：

萬物歸滅，滅自則一，一歸於道，道歸虛無，無歸無恒，是乃後天復返先天，成其爲大道之終始矣。

夫一生萬有，萬有歸寂，道之至矣。其於有界則爲化生之則，化滅之道，此蓋《易·繫辭上傳》所云：

“易有太極，是生兩儀，兩儀生四象，四象生八卦。”

八卦而六十四卦，乃至無窮也。此蓋太極而兩儀，兩儀而三才，三才而萬物，萬有而化滅，復歸乎太極之道也。此道太極門則之，惟其自然，乃法易規；惟其無爲，乃象太極；惟其有作，乃生兩儀；惟其化滅，乃立三才，乃生萬有；惟其歸真，乃歸無極也。

道之爲宗，宗之即法，故本門之爲乃云：

無爲而爲，無爲之爲；自生有爲，化生有爲；化歸無爲，無極生有；有無相生，無有無已；生滅化盡，道之至矣。故曰：

不爲自爲，爲而非爲，制盡有爲，是乃真爲！

此蓋太極門之爲爲本旨，概乎一切修爲，諸家之爲，有爲無爲，爲爲不爲之大道也。

原夫太極門者，本祖易理之太極而稱門焉。考夫太極者，抑無稱之稱，猶道之强名邪？太者，大也，古也；極者，盡也，際也，是太極者，無上古奥，至大至極之謂歟。此所稱名，本無的指，緣兩儀未判，無始欲爲之謂指！待兩儀肇分，乾坤立，斯則後天之象備。是太極者，本孕含後天之先天，開啓後天之先天者！殆兩儀而三才，三才而萬有，萬有而化滅，兩儀藏歸，復諸太極，則爲後天復返先天，有形而歸於無象，太極其又爲藏歸後天之先天歟！觀於如是之往復，則太極者，殆概有無之始終，肇生滅之終始也。

夫終者，始之先也；始者，終之後也。始前終後者，無極而太極；始後終前者，兩儀而三才，是成其無有之交變也。

無極者，無無之境也；太極者，無有之境也；兩儀者，有初之境也。三才者，有有之境也；合歸太極者，有無之境也；返歸無極者，虚無之境也。此蓋無而至無之終始道也。

無無之境者，無可指説，無可比類，無可言有，無可言無者也。無有之界者，無所對待，無有生滅，無始含有，無中生有者也。有初之境者，有界初生，有中含有，有中生有，有有化滅者也。有有之境者，陰陽化合，兩儀分肇，形神萬類，對待化變者也。有無之境者，有初歸無，有寄於無，有無化歸，無中滅有者也。虚無之境者，有無滅净，無復歸無，寂寂默默，空空茫茫者也。

或曰：諸境何以知之？老子《道德經》云：

“天下之物生於有，有生於無。”

大哉是論也。今凡世之萬有，皆生而歸滅，滅而復生，則大有之生，必始於無，是太極之生滅有無之道，皆存此自然而然之中也。於此則知，太極之無象無爲，必生兩儀之有形有作，而兩儀之有形有作，自必歸太極之無象無爲，此即太極門所宗之無有終始，無爲自爲，道法自然之太極道也。

昔嘗讀《素問·天元紀大論篇》所引《太始天元册》文云：

"太虛寥廓，肇基化元；萬物資始，五運終天；布氣真靈，總統坤元；九星懸朗，七曜周旋；曰陰曰陽，曰柔曰剛；幽顯既位，寒暑弛張；生生化化，品物咸章。"

此蓋無而肇有之生化象也。夫萬無生化，萬有生滅，三才六合，周運不輟；陰陽不測，神用無方，一言可蔽，萬語難詳；若非然中存自，豈能自即其然。此而指道，肇開太極，至智至愚，至粗至精者也！故曰：

無中生有有生無，無有相生法卦圖。

此無有相肇之自然道也。稽夫自然者，自然而然，自然其然也。吁！自具萬有，不知其有；纱備萬類，不鍾其類；本來天然，不知其然；巧奪天工，不知其巧；行住往復，纱應無窮；品類咸預，萬有峥嶸，誠不知其所以然之然，是曰：自得其然，然得其自也！

稽夫不知者，是知也；能知者，非知也；有知者，無知也；無知者，無不知也；有所知者，必有所不知也；有所不知者，必有所知也；非知非不知者，非常之知也；惟無知而知者，是乃爲之知也。〈玄一〉先師嘗教云：

"究夫自然之道，自以其然之道也。生殺爲其則，化變爲其機，易簡爲其常，周復爲其變，故自以然起，自以然竟也。"

要乎哉論也！夫自然之爲道，則之蓋四：

無有法終始之道；化變成時空之境；生滅體陰陽之理；形神演萬象之機也。

嗚呼！明乎自然之道，然自之則，則道在其中，法存其中矣！然道其非道，法其無法，修其非修，行之無行，自乃無乃非是，無而如是耶！

太極門法自然無爲之道，體太極兩儀之理，成無有終始之儀，則“三界”大哲之道存乎中焉。

三界者，無界也、有無界也、有界也。無界者，無極之象也。無極者，無之極，是名無極而象無界。無極必生有，故無極乃生太極。太極者，太初之極，象無有之境而爲無有界。殆太極分化而爲兩儀四象、三才八卦，方圓備而萬類化生，萬有化極，是乃爲有有之境而爲有界。有極又必歸無，是乃又復歸無極，此蓋無有相肇，即無極—太極—有極—無極之無有終始之“三極”道也。

細味三極之肇，太極其“中極”乎！進之於有，則涉有極；退之於無，則歸無極，其太極也者，蓋無有相肇之契機也。應上之順下，信行其中，此先哲所以奉太極之名爲本門之稱，俾以玅應三界，契貫三極，自成大道也。是以太極門則中以成道，則道以成理，因理以成哲，因哲以成義，承義以成法，承法以成行。是乃理法一貫，爲道門大道之修行爾！

論夫三極之道，復各有攸分，其太極者，曰道，肇其無有之終始也；其無極者，曰機，開其先天無無之無象也；其有極者，曰理，契其後天有有之有形也。若之則無、無有、有之三極之道備焉。三極者，道之元本也，是以又名“三元”也。〈玄一〉先師教云：

“本門則象數之奧，法機微之玄，玅成理法體用，道備堪稱矣。諦觀揭元三以開大九，逾九返一，成其大哲，殆今古一論已！”

諦究大論，信是不謬。仁智之見，殆亦難易。緣稽道之本，象理則之，先天、後天、中天其悉具焉！復“元三”而九之，九哲理備，象道之數窮矣。

元三者何？曰無極、太極、有極也。三極而終始，而始終，而終終，而始始，理無不具，道無不完也。

大九者何？無極者，先機也，先機三；太極者，中道也，中道三；有極者，後理也，後理三，三三而九之也。夫大九倍元三而肇理，曰無無、曰無有、曰有有、曰有無、曰無無，誠機無不靈，理無不圓，概有無之終始；括時空之生滅，陰陽五行，四維八極，捨此而即，未之有矣。

原夫無極言道，始前終後之指也；太極言道，終後始前之指也；有極言道，始後終前之指也。無極者，道之歸；有極者，道之爲；太極者，道之機。是以三極言道，惟道之契，方爲入道，惟道之離，方爲出道。是故大道之修，殆修乎三極，入乎三極，出乎三極者也！先師〈玄一〉先生嘗爲論云：

“三極之道，大之則寰宇之終始，小之則事理之始終，誠道之所歸，行之所尚也。”

旨乎哉示矣！先師又嘗剖云：

“先機者，無極三象也。一曰終後，終之極也；二曰寂中，空之極也；三曰始前，未始之極也。

中道者，太極三象也。一曰混元，元氣混一也；二曰有無，有無渾沌也；三曰含有，含有未判也。

後理者，有極三象也。一曰元一，元氣初生之一始也；二曰具類，形神萬有之類具也；三曰萬歸，萬有生滅之化歸也。

三三九之，成其元三大九之上哲，象以即理，理以成哲。是以象之即圖，圖識即秘，理之則道，道行即真，此蓋本門真秘，道之所師，行之所訓也。”

大乎哉論，明乎哉言也。若謂浩論無際，泛焉不實，則宗門九哲，約諸三元，後理五哲，可言者三，但能洞明後天有界三大哲之所規，自可了悟其紗之於萬一矣。入吾門者，當信是言不謬。

原夫元三大九，非可指言，是所言者，蓋强言乎？

析夫先機者，先天之道也，故象示夫“終後”至於“始前”，皆非可言之際也。此機離諸凡有，蓋入乎“寂中”之一無，抑有界對應之無無境也。無無之境，無所爲有，象諸事理之未生也。夫無無之常，無可爲言，若無無之變，必生諸有。是故變中之無，是乃變無；常中之無，是名常無。常無者，真無也；變無者，含變之假無也。是變無之境，究非成道之境、了有之歸也。

析夫中道者，中天之道也，承無有之變，含有無之始，故象示乎“混元”之於“含有”，蓋離諸無界，未即有界，化轉乎孕有之間，誠未可指無，未始言有，混融含化之“有無”預即境也。太初混一之界，有無之中，進之則入有，退之則出無，雖非了道之究竟，抑亦大道之中樞也。

析夫後理者，後天之道也，故象示以“元一”而至“萬歸”。蓋離諸無界，渾沌初判，剖有生一，一而二，二而三，冀入乎“具類”之萬有，殆無界對應之有有境也。有有之化，凡有無常，著諸有象，事諸有爲，風雲過眼，轉瞬即逝。蓋有始之無，必復之本無也。事理之成，必生有界，修真之行，必居後天，故此境爲修爲之寄也。然有非其有，有非恒有，有非真有，是本無有。而世見其有者，著有境，處有界故也。觀於此理，則世之理法，雖爲修行必經，然終非了道之本，洵非大道之究竟也。釋氏以諸行無常，道門以有爲不竟，皆本此也。故曰：有法非法，行修非修，諸有非實，可即皆虚！世之欲就有爲而覓大道者，不亦愚乎！

然則未就其有，安能入無？不循於法，安能入道？故曰：諸般理法，渡人之舟，行道假途，權宜之計。嗚呼！説理而非理，傳道亦非道，不即自非道，執之道益非！

稽夫三極之示道也，理致一貫。無極之道，示機也；有極之道，示理也；太極之道，含融機理，而示夫中道也。但明太極契“中極”而括無有，融三極而賅大九，則太極冠諸本門之奥，自可洞明也。先師〈玄一〉先生嘗云：

“吾人居道，是難見道；見之於道，始乃悟道；得之於道，始乃即道。是道之爲性，明道者聖，愚道者凡，行道者達，臻道者復，過道乃徹，圓道乃活，周道乃治，出道乃竟也。”

明乎旨言也。道本入有出無，微表簡中，言其難，難乎其入，難乎其悟也；言其易，易乎其近，易乎其然也。故曰：道之依人，如影隨形；人之覓道，負嬰覓嬰；一朝會悟，是道即身！

原夫太極門者，道行之門也；道門者，修行之徑也；修徑者，修真理法也；修法者，非修非法之假名也。是以理法也者，本入乎有，寄乎中，出乎無者也。是乃契先後中三天三極之道而合之，是乃爲道，是道者，始終也。當其始則生，至其終則滅。是以修契三極，猶在道中，未得其了，猶非成道，必出乎三極，歸其虛真，是乃成道。然此道，已是非道，是名真道也！昔〈玄一〉先師教云：

“得道非得，在道非道；了道即道，成道非道！故曰：道非道，非常道也。修是而即，是乃名之，故曰：名非名，非常名者也。殆了却三極，而臻道外，是方見道非道，成道無道，假道真道也！”

嗚呼！道之真悟，雖過而乃徹，離而乃真，然行悟之化，未可少怠，故曰：道貴行，行乃活，行乃悟，行乃周，行乃得，行乃徹！

昔孔丘以易境無思無爲、寂然不動、感而遂通，其蓋道之悟，悟乃徹之謂乎？悟固悟矣，悟而無行，其濟於道者幾希，是悟行當合參歟！未道而向道者，幸屬意焉！

太極門，尚無爲之道門也，本乎太極而三極之自然無爲、無爲自生有爲、有爲復歸無爲之大道也。是以**無爲而無爲者，此無極之象，非太極也；有爲而有爲**者，**此有極之象，尤非太極**也；**惟無爲、無爲而無不爲，復歸無爲之自然之道者，殆太極**也。後世之太極拳雖承太極門而來，然落諸有爲有象，已失太極本旨也。此後之稱門賦名而冠太極者，幸留意焉！

總觀太極門之爲修，其可言者，殆三訣焉，一曰“無爲而爲”，二曰“自然而然”，三曰“無得而得”。明悟三訣，道斯在矣！然修行之規，猶在三極九象，〈玄一〉先師有云：

“悟證三極，破修九象，合十退一，太極了當!”

斯太極者，抑三界之契機，修真之大道歟!

陰陽大道論小畜章第五

原夫大道者，概乎天地萬有而言者也，能括天地萬有之可言者，其惟哲否？是故哲也者，大道之能言，有界之指歸耶！

古之言於哲而表於大道者，其惟陰陽否？孔丘《易·繫辭上傳》有云：

“一陰一陽之謂道。”

“陰陽不測之謂神。”

故陰陽者，天地之大道也。《素問·陰陽應象大論篇》亦云：

“陰陽者，天地之道也，萬物之綱紀，變化之父母，生殺之本始，神明之府也。”

夫大道之生，應乎萬有，大道之成，化變萬有，萬有法於陰陽，陰陽象於萬有。惟以陰陽可象萬有，故有界之學，百業之説，亦無不可法於陰陽而爲道，演乎陰陽而爲論也。三教九流、醫卜星相，所以皆祖於陰陽者，蓋此矣。今人以星相之士嘗論陰陽，遂以陰陽爲迷信而鄙之，是猶輕櫝遺珠，亦失智甚矣！

中醫百業祖述陰陽，修真大道亦言陰陽，其旨同乎？曰：中醫百業之論，有界實相之論也。修真道行之論，入有界而之有無界，復由有無而之無界之論也，何可等耶！

何以言？緣吾人立身對待之中，故凡涉於世間有界，無不繫諸陰陽，是陰陽所以爲對待之大道歟！然對待之可爲道，則非對亦必爲道；

其陰陽之可爲道，則出乎陰陽亦自爲道。是道在陰陽，非在陰陽，入乎陰陽，出乎陰陽者也。是則中醫而不知陰陽，則不可爲醫；修真而不知陰陽，則不堪爲道。然中醫之用陰陽，御而不可或捨，猶坐下之寶駟；修真之用陰陽，則用爲其捨，猶足下之舟筏也！寶駟去之則不能步，舟筏不棄則不能行矣。故曰：

自見陰陽，是爲知道；自合陰陽，是爲修道；自契陰陽，是爲得道；自證陰陽，是爲悟道；自了陰陽，是爲成道；自離陰陽，是爲了道也。

三才原道論需章第六

且夫道者，三才之所規也。規於三才，大道始生焉。故天以象之，地以形之，人以神之，而萬物以英之，而以合之、則之爲道，故道之原，殆自來自然也者！是以天地之先，道其本乎；象形之先，規其具乎！嗚呼！斯天地因道而生歟？因規而滅歟？動兮静兮，行兮止兮，移兮化兮，常兮變兮，悉由之歟！是故道不可見，規其顯之；自來之來，自然然之。人生道中，不見於道，猶魚之在水，不見其水也夫！故曰：此道不移，天地不易，此規是恒，萬有是亘！

稽夫三才之體道也，天法自然也，地法自爲也，人法天地，復成其自然自爲也。已而萬象表之，萬形徵之，萬物彰之，萬有則之，第無有而歸之。其出者，之所之外；其入者，之所之内。其巨也無所外，其細也無所内，上無所高，下無所卑，欲象之則無可形，欲勿之而理可則，不爲者自爲，不然者自然，此道之所以成其爲道也。

夫道常無爲，法乃有爲。然則天地之爲，自爲之爲也；而人爲之爲，自主之爲也。天地體道，自然之體也；人之體道，使然之體也。無生天地，是以天地無心，自然無知；有生形神，是以人神有心，人意有欲。是以大道之存，天地不知；大道之出，天地無意；大道以規，天地無私；大道以行，天地不爲也。其能省道悟規，其惟人乎！是曰：

人心體道，道其心歟！人心省道，道其悟歟！人心行道，道其智歟！人心證道，道其性歟！

噫！道之可即，源乎心智，心智不慧，道乃不見。故人之不省於道，非道之不相與，緣心性之不悟耶！心之不悟不慧，是未體乎天地之道，自然之哲歟？哲者，道之髓也。

道之所言於哲者，當推諸易否？易之所象於道者，其惟太極、陰陽否？太極、陰陽之成於道者，其惟三才否？老子曰："道生一，一生二，二生三，三生萬物。"是奇一象天，偶二象地，和三象人也。天地爲道，天地不言，惟人會而言之。此道，所以肇諸天，成諸地，會諸人也。人爲三才之靈，萬有之尊，此人之所以合天地而爲三才也。

三才象道，故凡世之可言於道者，其惟天道乎、地道乎、人道乎！三道惟其人知而不離人道，是故人而言道，其概乎三才者，曰天文、曰地理、曰人事也！綜此而言道，則曰大道；約此而示理，則爲至理；括此而寓哲，則推上哲，是古之大道者，自概乎六合，照乎萬有者也。然此所爲道，尚皆世内之微旨，猶未及出世之玄學矣。

原夫道之所言修真之行、性命之學者，本是體乎三才萬有，俟復出乎三才萬有之爲道也。道肇天地，會通乎人，若執人道而止，則道惟後天，難返先天，尚未能復返其道之至真也。是故道之至者，是當成乎三才，復出乎三才之爲道也。此言"體"者，總乎三才萬有，形神陰陽之爲體也；言其"出"者，離乎三才萬有，有界對待之用也。此性命修真之道，所以**入世可爲學，出世乃爲道**者也。

嗚呼！修真之道，内言之，則概太極之始終，即兩儀三才四象、五行六合八卦之始終；外言之，則括無量之終始，抑本無一元萬空，生滅迷覺本來之終始。至乃於了道，則已無道，道之終始，盍如是乎？此所以出於無，入於有，行於有，歸於無者也。因是義故，執有説無，皆非其是，執無説有，徒費口舌者爾。原人之生矣，著之有界，執有度無，何理能中？此所以述道難，難乎無衡矣！先師〈玄一〉嘗云：

"人之生矣，惟藉六識，六識之於有界，猶未能悉會，况於無有、無界者乎？"

又云："識者，體知之知也；道者，悟知之知也。理須形示，道惟神會，會諸心，未必能形諸口，是以至道難言也！"

是以象天則地，應人照物者，外省内證之道也；退參本來，了見自含，内悟外機之道也。吾人生諸三才萬有之中，生之所始，身之所歸，心之所即，意之所感，莫不存乎三才萬有，是以三才萬有即我，我即三才萬有，而三才萬有，亦皆玅明之心中物也。故曰：

道原天地，復源本心，非内非外，是乃道精！

明乎若撥雲之見天，原道畢矣！

氣醫異道論大畜章第七

夫氣醫者，言氣道之治與夫中醫之治也。昔三墳故典之《黄帝内經》，首列“移精變氣”“祝由”，與夫鍼灸、按蹺、湯藥，後世宗之，乃分醫十四科，中列咒治之祝由，蓋古來氣醫並傳，醫巫不分，故名相近而用相因也。殆今日氣治問世，舉世皆目爲中醫，更以醫理而釋氣治，以醫道而括氣道，誠不知氣之與醫，復有異同，蓋言醫則同源，若言理則異道也！知不及此，氣治之道，必難入其微。余少時煉氣，長而習醫，默誦岐黄，以爲一事，後承師訓，是乃知别。先師〈玄一〉先生教云：

“古來變氣祝由與夫湯藥鍼灸，同出墳典，後世遂以其爲一體，不知神治之與物治，同行異趣，一道兩致，兩相對待。若不諳其别，焉識其同；若但知其同，又安知其異乎？”

〈佛〉聆是訓，久乃自悟，一朝會通，方知兩者體用，不惟異道，抑亦異理；不惟異法，抑亦異行，誠道不同不堪與謀也！烏可以此而論彼，混爲一談乎？其習氣而復習醫者，尤宜洞察異同，了知所别，方可入道於微，并御氣醫之體用焉！

竊謂氣、醫之異道，亦肇端乎《黄帝内經》，稽岐黄所言“移精變氣”“祝而已”之咒治，分治道於古今，本未與後之鍼灸、按蹺、湯藥混言。時人不察，以醫論氣，是不知氣、醫之爲道，本自異源而殊道矣！

稽夫氣、醫之異道，本尚對待，上法天地之陰陽，下合兩儀之形神，殆即今之精神、物質之分肇。故氣治者，陽也；醫治者，陰也。陽者，神也、氣也，故爲神氣無象之治；陰者，形也、質也，乃爲形質有形之診，俾陰陽形神，各擅其能也。

又陽者，藉乎陽之能，即先天陽六根之元能也；而陰者，憑於陰之功，則後天陰六識之習能也。是陽治之道尚神，而爲精神之醫；陰治之道尚形，而爲物質之治，此古醫所以法天道、全至治，肇開兩儀，一分爲二，立形神分道之治法矣！故神治者，曰移精、曰變氣、曰祝由；形治者，曰鍼灸、曰按蹺、曰藥物也。神治今曰氣道醫療，形治今曰中醫醫療，抑皆轅岐古道歟！

醫道分肇，形神攸别，是以中醫之治，曰形、曰態、曰氣血、曰色脈、曰五味、曰器質；而神氣之治，則曰神、曰氣、曰信息、曰心念、曰氤氛、曰氣場也。形神相對，虚實相待，長短彼此，本相濟佐。蓋陰陽之道，形中有神，神中有形；形之極則神，神之歸則形。然形尚實而神尚虚，氣無象而質有形也。但能洞明形神之本，虚實之變，則道通之同，道行之異，理之分肇，法之同期，自不昧也！故曰：

能别形神，是爲治道；形神相須，各致其玅！

自來神治以神，非陰六識之可見，故須神會；形治尚形，惟陰六識之可察，惟其形知。神以神會，形以形知，一體兩用，玅至陰陽。是故神治之道上，而形治之道下，神治之會難，形治之會易也！今人崇形輕神，矧失之遠也。

診以異道，治以異法，洞明其異，始悟其同。理法以殊，道歸一極！是故了得陰陽，自判氣、醫，能别氣、醫，是爲知醫！知者異知，昧者同知，知者易即，昧者難苟，混言氣醫，失諸本機！其始則同，其終則異，醫其不二，治其不一，同之以異，異之以類，理之以判，法之以歸，道斯在矣！

按巫祝之道，古今非之，醫界前哲嘗以“信巫不信醫”爲不可治，其輕巫也若是。蓋中醫之學，介乎神氣與形質之間，故氣治尚氣，中醫亦言氣，然趣致不一：中醫言氣，理也，可解知而不可即知者也；氣治之氣，行也，可解知而更可即知者也。是以中醫之氣，實而虛；氣治之氣，虛而實也！

吾人稟形神陰陽以爲體，休養生息於精神與物質之對待中，形可礙神，神亦動形，形之有作，神亦有用，形可爲其治，神胡不可爲治？而“祝由”之爲“咒”治，其亦神之爲治耶！觀《靈樞·賊風篇》之述，信可知也。其文云：

“其祝而已者，其故何也？岐伯曰：先巫者，因知百病之勝，先知其病之所從生者，可祝而已也。”

夫病者，偏也。明於治偏之因，察於從生之源，了於陰陽形神制勝之道，則神與形通，氣與治通，而咒符期可行也。凡人之有疾也，形病者必繫之神，神病者必縛之形，形神相罹，其疾乃作。故致治之道，形病可治之神，神病亦可治之形，相因互果者也。今之氣治、咒治者，神治之道；鍼按、湯藥者，形治之道，兀是並行不悖者。是祝由之治，亦有所本，非先巫大聖之妄言。後世獨崇形治，其數典忘祖耶！噫！亦失諸偏頗矣！

或曰：氣醫之治，藉乎氣道，巫祝之治，惟委心理，孰可同乎？不然。原夫巫祝者，亦聚神氣爲用之道也，聚神則所以聚氣，其致一矣。故曰：巫祝氣治，異名同道，異法同理，異曲同功者也。後之醫家重鍼藥而輕氣咒，蓋尚物之故，抑亦巫祝濫竽之故歟？

嗚呼！大聖經治之道，重尚形神，乃爲全法，是故能合形神之治者，可以萬全也。昔賢有云：

鍼而不灸，灸而不鍼；鍼而不藥，藥而不鍼，皆非良醫！

余今乃云：

善夫形治而不知神治；善夫神治而不知形治，尤非良醫矣！

杏林同仁，以爲然否？

氣鍼立經論泰章第八

原夫氣鍼者，因氣爲鍼之治也。其道蓋亦氣治之道，其用蓋亦氣治之用，惟大法之有别，體用之有異耳。

今之氣道、中醫，名馳中外，譽稱萬方，誠中華之兩大國粹。而氣治之與鍼灸，抑又氣道、中醫之一對瑰寶焉！

夫氣治曰瑰璧，鍼灸稱明珠，則氣道鍼者，其非珠連璧合，玅鑄天然否？兩者誠相得益彰，融開玅術，抑中華之又一國粹歟！

氣功鍼，今人名也。今之所謂氣功鍼者，或先氣而後鍼，或先鍼而後氣，或氣鍼雙施，此非古之氣鍼之本，殆氣與鍼之相加，非真氣鍼之用矣！

余之所言氣道鍼者，原胎源乎氣治與鍼法，復脱胎乎氣治與鍼法者，名曰炁鍼也。是炁鍼者，本以炁爲鍼，煉炁爲鍼也。此蓋氣道鍼之本旨，有異於今之氣功鍼者。爰先揭元本，開篇明義，俾學者能甄别古今焉！

原夫炁鍼之法，端肇中古，殆炁鍼行也，議者謂其神玅莫測，玄微絶倫，古哲乃更名曰神鍼！神鍼者，神玅不測之鍼，神炁御用之鍼也。故此稱之謂，殆氣道鍼之元本，餘者皆氣道鍼之變法也。是以兹之所立，稱曰《鍼經》，首明神鍼，次及餘類，第其氣鍼之法，其陰形、其陽神、其界中等三類，靡不大備矣。

《鍼經》者，鍼法之大道也。道之祖會，曰象曰數，象數則理，則大哲存焉。是以兹經之立，殆亦不離於數，不離於道矣。

夫道，一也。知於契一，萬其貫之；了其萬者，復歸乎一，故曰：能知其一，大道始終。

夫道之歸一，法以如之，行以體之，診以宗之，而治以尚之。是以《素問·移精變氣論》云："治之極於一。"

《素問·玉版論要篇》亦云："揆度奇恒，道在於一。"

《素問·脈要精微論》更云："得一之情，以知死生。"

是之一者，良亦醫道之所生，萬法之所宗也。醫道如是，氣道亦復如是，大道亦自如是，故曰：

契一之理，約乎兩儀，貫於三才，歸之六合。《經》之所道，鍼之爲道，而治之爲道，難逾其則！

夫一之爲，無量以行；極一返之，自必歸無。是無者，抑道之先源，行之本來矣。唯悟之於無，方能洞悉其一之有，有無之道，由是生焉！

自有而一，自一而極增之，則至九而足，故九，數之至大也，乃名：大九。九而至十，進十則復，復之如一，故一、十、百、千、萬，是皆一之指，一之變也。是故一即萬之指。

大九之數，九而九之，九九之倍，數理之極。是以八十一之數，乃天地之大數，九九之歸源也。數以象理，故大法之指，乃曰九九，大道之極，必歸九九也。

黄帝法大九之爲道，是以《黄帝内經》之書，其《素問》，其《靈樞》，無不以九九象篇，以成其數理之歸，大道之象也。其《靈樞》更以一九法之，始於一而終於九，是乃法天、法地、法人、法時、法音、法律、法星、法風、法野，法於九疇，成於九陽之道也。

〈佛〉今重輯《九靈鍼經》，亦祖軒轅舊旨，則九九歸一，爲九卷八十一篇，以肇大道，而即全鍼法焉！

夫一之爲道，奇也、先也、有界之始也。故曰天、曰乾、曰陽也。

一之衍行，倍而爲偶，則爲其二，而二，偶也、後也、有界之終也。始其生之，終其成之，此後天所以得配先天之爲道，成其奇偶兩儀之變，而成其萬有太始之大道也。奇偶之道成，一二之理備，則天地陰陽奇正從合之道，是乃周也。

一而之九，奇之變也；二而之八，偶之化也。故九九之倍，爲八十有一，奇變之極也；而八八之倍，爲六十有四，偶化之極也。明於奇偶變化之極致，則天地之大數，陰陽之至極，殆亦盡於此也歟！

夫《九靈鍼經》肇大道於先，而應之於奇一，是《氣道鍼經》開大道於後，乃應諸偶二，故二也者，殆繼經之肇源，至道之指歸耶！

二之爲偶，化之以倍，則四、則八、則十六、則三十二、則六十有四。至是，恰當八八之至，成其周天數理，而八卦之象陳列，八八六十四卦之變化，皆見示於此焉！故曰：

偶數之至，周天之道，進退奇偶，出有歸無！明於偶有，自復奇無！奇偶終始，萬化之機！

《氣道鍼經》之述也，繼《九靈鍼經》之爲鍼宗大道也。《周易·繫辭上傳》有云："繼之者，善也；成之者，性也。仁者見之謂之仁，知者見之謂之知。"是述者，見仁見知，其惟智者哲者否？

嗚呼！二本繼一，一以肇二。是故先者爲奇道，後者爲偶道；先者極變於九，後者極化於八；先者以大奇而成其九九之歸，後者以大偶而成其八八之周；先者法九疇以應九野，後者祖八卦而應八極，是皆奇偶天成，趣致同歸歟！故《氣道鍼經》之述也，皆取象數於《周易》，中以八卦爲之部，是乃一法乾，二法兑，三法離，四法震，五法巽，六法坎，七法艮，八法坤，爲《大易》八部六十四章，以繼開大道也。故曰：先後之道成，奇偶之合就，形神鍼道之述，始乃備矣！

嘗誦《素問·氣交變大論篇》之所言，每常擊几而三嘆之，是篇有云：

大聖之業，宣明大道，通於無窮，究於無極！

偉哉斯言！〈佛〉承太極門先輩之遺教，得肇大道，詎敢以一己之私而泯絶先哲之“大聖之業”，而不爲之“宣明大道”歟？此〈佛〉之所以不揣孤陋淺薄，而從作繼經矣！

昔黄帝嘗云：“余聞之善言天者，必應於人；善言古者，必驗於今；善言氣者，必彰於物；善言應者，同天地之化；善言化、言變者，通神明之理。”（見《素問·氣交變大論》）

此蓋立言之難乎？〈佛〉非“善言”者也，然願肇開師鉢，揭陳心要，推論大哲，繼言玄奥，俾先聖之道，得以弘啓，夙願足已！

先其經道，後期來者！是述之出，後必有應者，繼先啓後，肇開此道耶！先師〈玄一〉先生嘗云：

“三教之英，聚於道門，道宗之英，集於太極。是太極門者，一旦行世，必然鳴世，汝當精勤大道，有以濟人。”

大哉是訓！今之所述，亦有以少慰先人乎？

兹之繫述，半以機陳秘授，是經之成，殆先人之遺述歟！是述也，誨以奥旨，明以道機，會論大哲，以爲極則，上啓心契，下開性悟，道之大要，法之大則，斯或備矣。嗚呼！是可言者，明所言也；是所秘者，秘所示也。道之可道，其非常道；言之可言，自非常言歟？

是乃立此《氣道鍼經》焉！

鍼經師兌道部
之二

心性即道論履章第九

且夫道者，心性之指歸也。古來道惟心悟，亦惟心修，心修以悟，是乃爲道，而非修以悟，亦自爲道。是以明悟心性，便爲得道；明見心性，便爲證道；明了心性，便爲成道；迷執心性，是爲失道也！故曰：

道在心性，不在修名！

原夫心性者，吾人之本知也。人之本知，原本無知，無知而生有知，一知復分數知，知中有知，是乃多名，此無中生有、有而化有之知解道也。是故知存乎先天者，乃無知之知，謂之性，性也者，心原之主識也；知而生乎後天者，係有知之知，是爲心，而心者，性元之客識也。夫先天者，無象之先，故存乎其無，然無非其無，是名爲無也；後天者，有形之後，故生諸有，然有非其有，是名爲有也。昔先師〈玄一〉先生教云：

"先天之無非真無也，以無能生有，是名無有；後天之有非真有也，以有必歸無，是名有無。無有者，體乎吾人之性，無中之有性也；有無者，象乎吾人之心，有中之無心也。明於心性有無，大道之奧，存乎一心而已。"

訬哉是論！夫心本有形，易著爲實，然實中不常；性本無象，易執爲虛，然虛中有變。是以實者，毋執其實而忽其有不實之虛；虛者，毋著其虛而忘其有非虛之實。是以心性之道，貴在洞明無有虛實，而解真性，不明常變真僞，徒祛念念之紛繁，是逐末而忘其本也。故曰：

心性之道，至理中存，昧者自昧，明者自明，悟明心性，凡聖反成，不明心性，徒修無行。

稽夫心性之道，原本一知，一知之真，歸乎一識。〈玄一〉先生教云：“心性之道，有無相生。用別二假，體本一真！一真者，無識之靈也。”

旨哉斯論！夫心性之見，思態萬殊，玅應萬感，内外之念，若烏雲之蔽日，孰能使萬念而歸之一静？是故道之至哉，其惟靈歸一識乎！一識而歸，其惟靈歸無識否？故曰：

無識之識，是名爲識；惟其無識，是乃有識；惟其非識，是乃真識！

竊謂人之一生，其惟生於形神否？形爲生之本，神爲生之主，是神者，賅人之精神知識也。是以人之有生，其惟一識以存也，是乃有性；其惟一性之存也，是乃有心；其惟一心之存也，是乃有知；其惟一知之存也，是乃有感也。感生“六識”，識歸一性，六識爲迷，迷於一性也；一性爲覺，覺於六識也，故曰：

以心入道，以性出道；以心悟道，以性證道；以心徹道，以性了道，心性即道，道非心性！

心性演知，是乃爲識，歸之則一，演之則十。此“十識”者，蓋太極門之“十性”説也。

〈玄一〉先生教下云：“人之識根，約之十性：**外感以五，内覺亦五，外五一感，内五一覺，分之則十，歸之一靈**而已。”

按太極門“十性”之説，與佛家有異。昔釋門唯識宗有“八識”乃至“九識”之説，後世多宗之，其八識爲：

眼、耳、鼻、舌、身、意、介、藏。

前五識爲身之五感，是爲感識，蓋感於外來之色、聲、香、味、觸者也。意識爲人之覺知顯識，舉凡外以感知，内以覺知，思慮謀事者，無不歸之。介識爲橋樑於外六識與内第八識間之中界識，外以感知六識之覺，内以感知八識之悟者。藏識者，即如來藏也，即吾人與諸世界萬有之本源，抑即本性、真性者。其有言九識者，蓋由此八識深增一識，即：

眼識、耳識、鼻識、舌識、身識、意識、末那識、阿賴耶識、唵摩羅識。

此九識者，蓋悟知乎八識外尚存純真之正覺識焉！綜觀釋氏之論，其旨蓋自凡識而漸入之聖識，此蓋性識凡聖觀也。

稽於太極門之性識者，識凡有十，蓋證諸自性，印諸大道，肇諸悟心之説也。其旨蓋宗無以生有，有識必歸無之性識有無觀歟！

原夫識者，人之覺知也。覺知横越三界，故言之於有界，自知解乎有；言之於有無界，自知解乎有無；言之於無界，自知解乎無也。識之言識，必存非識，識之有識，是必無識，是以人之識界性階，亦必自無而之有，復自有而之無，成其有無之識，復歸其本無元有之真性也。是故釋門之論，至九識尚著諸有，誠非大道之返本説歟？抑亦執諸實相，真性相之相境邪？

又論者以眼爲視根，耳爲聽根，是執有相有形之能相，是惟目以視、惟耳以聞之有相能執，是忘其“六根互用”之旨也。夫視、聽之能，非必在眼、在耳，而聞、味之能，亦非必在鼻與舌也。是以太極門之十性，概乎人身之十識，直總言人體之五覺五靈也。

人之能覺，本是識能之界，當其界則有知，不當其界則無知也，是又名十界云。其十界爲：

視覺界、聽覺界、嗅覺界、味覺界、觸覺界、欲覺界、意覺界、靈覺界、本覺界、無覺界也。

視覺之界，非必在目，當其界之可視而覺者，皆是視覺也。其聽非必以耳，嗅非必以鼻，味非必以口舌，觸非必以外膚，慾非必以男女也。意者，外境之應也；本者，内悟之應也；而靈者，則感乎其外、覺乎其内之悟能覺也。知而離夫諸境，覺乎諸幻，始證本覺，本覺者，三才萬有，相對絶對之本原也。本而之證於無，則無覺之識，無無之性，無非其有，無非其無之真無至覺也。夫無始之覺，幻而生有，則無量之性，覺必歸無，此太極門十界能覺之大道，無性以真之大覺也。故曰：

知之以有，覺之以無，無有相肇，終必歸無！

凡見不及有無之道，是以著之於真有而止，誠不知道之所歸耶？

然此示言之假説也，於理則如是，於修悟證竟，則一性真如，本無分别，有非其有，無非其無，此非其此，彼非其彼，何以言指？則曰：

言於道則，十界；行於道者，一性！

夫心性即道，非徒心性。蓋人之一體，形神相因，分言之則兩用，合言之則一體，是故了契其一，則二其歸之；别之於二，則萬以擾之！然萬非其萬，一曷其一，極兩儀之化變，玅應無窮者矣。故曰：

洞明形神，方解心性！

心性即道，何以即之？曰：道在心性，復原三才。是故《素問·氣交變大論》曰："夫道者，上知天文，下知地理，中知人事。"

甫即則三才之爲道也。人禀兩儀以生，當法後天之道以行，行而以悟，悟而以修，修乃自證。是以外省者，觸也；内悟者，機也。外省内悟以證者，天地終始之本來，吾人形神之本源，玅相契合者！故曰：天文也、地理也、人事也，其是道否？其非道否？曰：

見者爲道，不見非道也。

見者，見證其自來之規，見悟其自然之道已！〈玄一〉先生嘗云："人之真見於後天者，先天在即；真解於先天者，後天在昔！"

玅乎哉論也！人禀先天以生，賦後天以成，若斷諸後天，何來先天？是後天者，誠先天之引契，本來之先來也！先師〈玄一〉先生又嘗浩嘆云：

"欲法後天，不離自然。欲法諸天地，天地其無心乎！欲法諸自然，自然其無靈乎！欲法諸萬有，萬有其無情乎！欲法諸仙佛，仙佛其無行乎！欲法諸聖達，聖達其無示乎！嗚呼！道無音，法無信，無道可行，無法可遵，無即可即，無憑可憑！如之何？曰：

道貴自悟，道貴心即，覓道萬境，道源先竭！”

至哉斯言也！

吁！自心有慧，本來已來，何乞爲？

大易哲道論兑章第十

原夫易者，簡也，言執易簡以彌綸天下之理，是爲道也。《易·繫辭上傳》有云："易與天地準，故能彌綸天地之道。"其易論夫天地之道，復能"廣大悉備"者，其惟哲乎？是以哲也者，蓋易道之真髓也。

考夫易之爲哲，曰象、曰數、曰機，象數則理，理以契機。其象數者，蓋萬理之權宜，喻哲之假設也，名相之譬，與實何與？後世執象數乃至圖説而云即道，復附會神異，是逐末而捨其本矣！

竊謂《易》之象數，原淵乎上古羲皇，文王祖之，孔丘因之，希夷承之，康節發之，斯乃玄啓，易道由是而立。是以易之成道，非一人之資，殆先聖之共琢爾。

易理之成，殆非偶然也。《易·繫辭下傳》有記云：

古者包羲氏之王天下也，仰則觀象於天，俯則觀法於地；觀鳥獸之文與地之宜；近取諸身，遠取諸物，於是始作八卦，以通神明之德，以類萬物之情。

又曰：

八卦成列，象在其中矣；因而重之，爻在其中矣；剛柔相推，變在其中矣；繫辭焉而命之，動在其中矣。

是易之爲道，蓋師法夫自然，取象夫天地，綜歸大旨，已而悟契至理，而成其大道也。易原天地萬有，自宜其能彌綸天地萬有，而"原始要終"也。

稽夫易之爲道，其惟哲乎？而易之爲哲，其惟陰陽乎？陰陽之爲哲，其惟化變之機微乎？《易・繫辭上傳》論云：

一陰一陽之謂道。

是道也者，蓋成諸陰陽乎？

原夫易之起也，本肇端乎天地日月之大象，是以羲皇之設卦，肇立兩儀之爻，畫⚊象以爲陽，畫⚋象以爲陰，俾⚏相對，陰陽對待之道始定矣。爻象疊加，奇偶交錯，衍變層出，爻復成卦，於是乎四象、八卦，乃至六十四卦生焉！故曰：

陰陽一出，變化由生。

稽夫陰陽之道，天地之道也。是以陰陽之立，極天地之終始而不可易，曰不易，不易者，天地之常也。有常必有變，是故陰陽之行，時復不類，曰變易，變易者，天地之變也。陰陽之道，相交則肇乎生生，終乎死死，曰交易，交易者，天地之交猗，常變相復之道也。如是則不易之道生，交易之道出，變易之道成，三易三哲之義，始立矣。

三易立而大哲生，象以示義，數以則理，易道斯乃大備。是故易哲者，抑天地之大哲歟！《易・繫辭上傳》曰：

夫易，廣矣、大矣！以言乎遠則不禦，以言乎邇則静而正，以言乎天地之間則備矣。

至哉是論也！夫天地萬有之博，第以陰陽節之；象之有限、理之無窮，其惟大哲乎！是以太極門宗易理而爲道，祖其大哲之本，代相發揮，秘完體用，彌象窮理，則道天成。降至先師〈玄一〉，理法洋洋，洵爲大觀矣。迨〈佛〉承宗門，謹遵遺訓，納百川以匯海，立穎旨於道林，繼古印今，因舊納新，未敢少怠，然道之大成，未敢攫私，斯實累世祖師之功矣。

第觀太極門之言哲，實宗易哲而出之，其言於易道之數象，亦分顯義秘會兩端。顯以曲，秘以直；顯以常，秘以變；顯以悟，秘以證；顯以至，秘以竟也。故曰：

大哉易數，至哉易象，顯示秘會，哲道自尚！

昔人云：不知易，不可以爲太醫。今余則尚之曰：

不知大易，不爲知道；不諳大哲，不足論道；不會大道，不堪行道也。

故曰：道者，其惟哲乎！哲者，其惟易否？而能貫諸大哲而爲宗門者，其惟太極門耶！

太極數道論睽章第十一

原夫數者，殆結繩之即計、物象多寡之指歟！蓋後天有象之名相歟！第庖犧因變，周數則義，窮數達理，數以道論，數理之道乃出，數道之哲乃生也。然數也者，有爲之計也。有界之寄，物事之托，故以數即理，皆落後天，捨諸形神時空，趨諸無象境義，則數亦空矣。數之本空，理復何存？質諸道，何復爲道，是以以數論道，蓋有界之權宜也。然者，數之爲道，其大矣哉！先師〈玄一〉先生嘗云：

“數之寓道，理即百宗，進之則法諸無量，退之則體乎無盡，殆出無入有，寄有譬無，象諸形神百端，理諸奇偶萬化，奧義無窮者也。然行變不離名相，有爲睿智之演，若立竿之隨影，一旦有界返歸，則竿去影空，象滅理竭，非可常住者也。”

旨哉斯言也。數本達理，理達數空，何執之有，何神之有哉？後世因數馳競，託以休咎，好弄數術之戲，數術之技，譽稱聖機道要，玄數神數，是不知理數之本耶？數本無與，何來其玄？皮之不存，毛其焉附？是數之爲道，因數則理則可，以數即道則不可，明乎此理，方爲知數之者。

太極門之論易數，始於一，終於九焉。夫數之本曰一，是一者，蓋數之表率，抑亦數之大始、數之至歸、數之真常、數之權變也。數之極曰九，是九者，蓋數之至大，數之契機也。是以一之與九，蓋凡數之本標，奇數之大則耳。

夫數之一曰本，數之九曰極，則一九之中，其數五者，殆逆順則五之根，凡數之中極也。

稽數之規，理之至矣，巨之則無限，細之則無盡，周行往復，循序無已。其增之減之，倍之分之，殆環而不類，衍而不亂，序次井然，因果分明。蓋理數之道，尚乎奇偶，著乎有象也。是以數之生矣，逢一則起，際二則偶，偕三以奇，合四以維，立五而中。犂上九以極，進十乃復，是爲一周。故十者，一之象也，同於一階，理致一矣。是以一周之十，十周之百，百周之千，千周之萬，殆皆一之趣歸，一之之理也。是數也者，但去其復，惟始於一，終於九焉！故曰：

爲數之道，道本其一，爲數之法，法變乎九，但明一九，數理盡；但明十返，數道盡矣。

考夫一九之九數，理莫大也。九數之中，奇偶對待，兩儀立，三才定，萬象見也。

奇數曰四：一、三、七、九。

偶數曰四：二、四、六、八。

中數惟一：五也。

奇數陽也，偶數陰也，奇三偶二，合之於五，象乎三才也。一者始也，九者終也，是一九象乎萬有，而括其終始之道也。

〈玄一〉先師曰："契其一源，衆流所歸。"但能挈領一九之道，則太極門後天五哲三理，皆可因數而致理，因理而契道也。

夫一者數原，象其太初；一以約萬，象其道本；一爲無先，象其有極，一其無有之契，萬有之歸，復象其天元也。是以"一元"者，宜其爲天地之始，大道之元也。是以老子尚其"守一"，道門尚其"了一"，修真尚其"得一"焉！故曰：

一之可即，萬其無餘。

太極門内秘之數理道行，猶一而至九焉。逆而行之，故九以爲始，歸一乃終。故一者，爲"一元"之返本修矣！

夫一者爲之基，九者爲之蓋，是九者，蓋數之窮，有之極，理之至，道之終也。數至十則復，理至十則歸，事至十則滿，有至十則極，道乃返原也。是以九者，萬化之極厥，一陽之盛至也。故曰：

九其萬歸，極之則終。

然終者，始之先也。是以太極門以之爲“九宫太極”之先河，爲逆修之先肇云。

一九居乎頭尾，五乃位乎其中。中者，正也。故五乃爲數之中，有之中，理之中，道之中也。夫事理中則正，正則平，平則衡，衡則明，是不及太過，盡皆偏也。按《易》以“中孚”爲中信之吉，蓋尚其平衡，此孔門所以置以欹器，象以中則正，滿則覆之中平道歟！此則古哲皆所以尚中道，倡守中、示中庸、明執中、道中平，取不落兩邊之所尚，而爲之中孚矣。惟中具平正端藏之象，故太極門數理功行，以“五”階之修爲，爲尚和之修焉。

稽夫五者，奇偶之復，中和之象也。蓋五，必偕奇偶，一之與四，一奇兩偶也；二之與三，即始偶、始奇偶之和，亦一奇而兩偶之象也。一奇兩偶，則奇以奇出，偶以偶出，故奇一而偶二，正合乎奇偶之正也，故曰樞、曰和、曰至也。故曰：

形神玅合，陰陽交會，至道尚和，契五以歸！

稽夫一者，陽之本，奇之始也。二者，陰也，偶之始也。三者，奇陽偶陰，奇偶天合，陰陽和合之始也。三才三始，盡賅陰陽之變，奇偶之復，故爲大道之至則矣！

原夫始者，終之極，道之歸也。是以太極門數理功行以逆修而至三始之功階者，秘譽道行爲“三真”之修，殆假無爲漸臻真無爲，終至了無爲之修也。是“三真”者，真爲之修也。亦爲“入道門”“出道門”之了道修，故曰：

了得三真，超凡入聖。

竊謂十者，數之大者，上古之哲人，嘗託名而作“河圖”“洛書”，

《易・繫辭上傳》有云：

“是故天生神物，聖人則之；天地變化，聖人效之；天垂象、見吉凶，聖人象之；河出圖、洛出書，聖人則之。”

河　圖

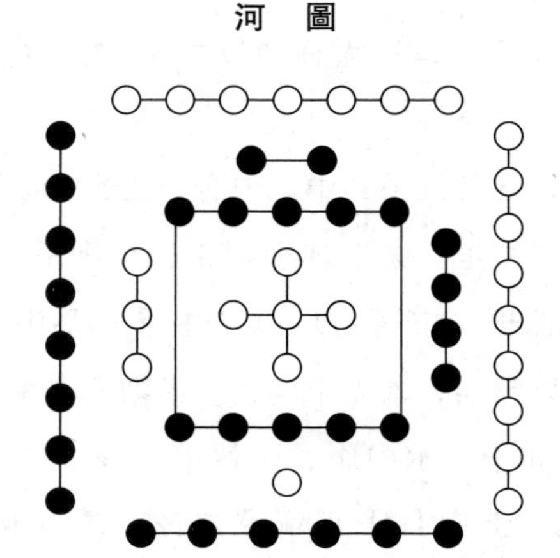

此即龍馬負圖，靈龜背書之事。其“河圖”之爲數，上則二七，下則一六，左則三八，右則四九，而五十居中，以成圖數。《易・繫辭上傳》謂：

“天一地二，天三地四，天五地六，天七地八，天九地十，天數五，地數五，五位相得而各有合，天數二十有五，地數三十，凡天地之數五十有五，此所以成變化而行鬼神也。”

天數五者，一三五七九，合爲“天數二十有五”；地數五者，二四六八十，合爲“地數三十”，天地合之，則爲“五十有五”，此者，“河圖”之數也。

其“洛書”之爲數，朱晦翁之《周易本義》云：

“洛書蓋取龜象，故其數戴九履一，左三右七，二四爲肩，六八爲足。”

按“洛書”本象大九以成圖，故其數始於一而終於九，故奇數爲五，偶數爲四；五奇陽居中正維四方，四偶陰居四隅四旁，所以成其偏正之有界象也。九數合之，則爲“四十有五”，與“河圖”之數合之，恰當百數，是河洛之數，本具分合，分之則以見象數之變機，合之則以成象數之圓歸，先後之象即此備矣。然河洛之成象，殆天地大道之所演乎？先師〈玄一〉先生嘗云：

“河洛者，象數之先機也，若能窺得其機，則如珠在貫，如珠走盤，契領在心，圓活如意，玅理蜂出矣。斯河洛者，誠數無其二，象無其二，列無其二，變無其二，至乃道無其二也。”

洛　書

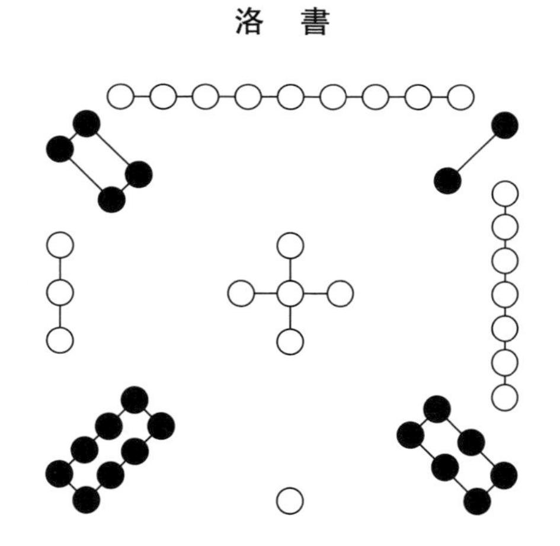

原夫河洛之成，本二而一，一而二之機也。河圖以陰陽數分列五方，實所以開陰陽五行之奧；洛書以陰陽數分列九位，實所以啓八卦九宫之玄，如是則三才萬有之機，皆存乎其中矣。第河洛之數，河爲十，洛爲九。十者，一之歸復；九者，一之化極也。是河圖肇其先，洛書承其後，先後之示正所以别體用也。明張景岳云：

“先天圖者，河圖雒書也，河圖之位十，天地之體數也。雒書之位九，天地之用數也。蓋一切萬事，不離陰陽，圖書二義，則陰陽之道盡之矣。”

明乎哉言也。然體用之道，常中存變，是以河圖之體存乎用，洛書之用存乎體；河圖本體以顯用，洛書則用以隱體耳。但細味河洛奇偶陰陽之錯落，體用常變之交融，則體用交變之道，自可了於心也。〈玄一〉先生教云：

“河洛者，象數則理之用矣。但穎其旨，則太極、兩儀、三才、四象、五行、六用、七虛、八卦、九真、十歸，乃至三極三元之道，無一不可推而即也。”

備乎哉言也。原夫河洛之數，端肇奇偶以示陰陽，陰陽極致，以歸太極，是以道賅萬理，成其大則也。太極門因數理而則道，因數象而則哲，理法一貫，證行由是而生焉！故曰：

數理之則，陰陽體於一二；象理之則，兩儀法乎—--，理致一矣。

太極象道論歸妹章第十二

稽夫象者，其物形之外揣也歟？其象之於形上者，抑物理之内涵也歟？至若綜觀萬象而形之，其惟天地日月之大象也歟？是則萬象之像，其惟易象乎！

原夫易象者，傳謂羲皇之造作，觀天察地，相人格物，穎悟陰陽之要，遂乃畫⚊爻爲陽，⚋爻爲陰，成其兩儀之道形。因而疊加，卦變之道，由是而生。康節先生嘗謂："一分爲二，二分爲四，四分爲八，八分爲十六，十六分爲三十二，三十二分爲六十四。"蓋祖述《周易》六十四卦之象言之者。殆太極門出，則象取義，象數本於一貫，其數以九而之一也，故象亦以一而九之，疊爻應卦，成其九重之玄，兩儀極變之機，蓋盡於斯也！其六十四後復曰：

六十四分爲百二十又八，百二十有八分爲二百五十又六，二百五十有六分爲五百一十又二卦也。

夫卦爻之變，爻之疊則卦倍生，疊之無窮，倍之無盡，焉能有止？此所以象事理之無限也。然理而約之則哲，哲而約之則道，象數之道，始於一而極於九，故象數之則，至九爲歸，尚九爲法也。

九爻之疊，卦象倍生，是以：

一爻奇偶，一分爲二，奇偶初成，兩儀之象立矣。

二爻奇偶，二分爲四，奇偶倍成，陰陽互寓，四象之儀立矣。

三爻奇偶，四分爲八，奇偶化變，八卦之象立矣。

四爻奇偶，八分爲十六，四偶機變，兩儀兩之，十六卦之象立矣。

五爻奇偶，十六分爲三十又二，八卦機變，奇偶中合，三十二卦之象立矣。

六爻奇偶，三十二分爲六十又四，六合重象，三才兩之，小周數備，六十四卦之象立矣。

七爻奇偶，六十四分爲百二十又八，三才四象，七虛交變，一百二十八卦之象立矣。

八爻奇偶，百二十八分爲二百五十又六，四象兩之，偶變之極，二百五十六卦之象立矣。

九爻奇偶，二百五十六分爲五百一十又二，數之極變，大周數備，五百一十二卦之象立矣。

此則太極門之象數全卦圖，殆數以含爻，卦以寓數，數象相推，則理無窮，射義合哲，機微玅應，道奪天工者也。

竊按《周易》爻變之卦，肇於八卦，終於六十有四，其十六，其三十二，其六爻後之三疊，皆無之。殆太極門秘學傳世，宗門祖師始肇開《大易》至理，默契其爻卦象數之復，始乃極盡九奇之變，完其象數之全卦云。故曰：

象數之變，始一終九，大易卦齊，大哲理備。

象數殆至九爻之變，機微已極，蓋“臨”逼盡周之象也。先師〈玄一〉先生教云：

“易之象數，極於九變，進十則復，是以九爲周盡之數，太極門亦因以則諸道行，演諸道哲焉。”

竊謂爻象之道，要在則盡陰陽至理、陰陽之道行，則對待之道、流變生滅之哲，皆顯用乎其中矣。此象數所以指於道也。是以明於陰陽，則一言可即，但觀於數之一、二，象之⚊、⚋足矣。若欲衍推則變，則象數因變，極之蓋可至九，衍之固可無窮也。是以一者，象數之始也；五者，象數之中也；九者，象數之終也。而一爻之變，陰陽也；五爻之變，三十二卦也；九爻之變，五百一十二卦也，此以三分言。又象數之變，成亦有三，小成於三爻之變，八卦也；中成於六爻之變，六十四卦也；大成於九爻之變，五百一十二卦也。此則以三成言也。三分、三成，皆九爻九變中之至要者，窮理盡變之所衍也。嗚呼！易傳千載，象數之道不全，殆太極門出，始補完中成、大成之卦，以成其爻變之初、中、後，小、中、大之道，洵厥功匪淺矣！

夫易，逆數也。逆推於數象，逆推於大九者也。人之生也，落諸三才萬有之後，是以先天之知，惟以後天之理而逆推之，此易理之所以以逆數爲其道也。後以致先，理其自在，是以萬有之先，必三才其在；人生之先，必天地其在；地形之先，必天氣其在；天氣之先，必宇空其在；宇空之先，必至虛其在；至虛之先，必含有其在，是蓋太極也夫！是太極本有象之未始，無極之後也歟？無極之先，殆終極之存也，是皆逆推之所知也。逆推致知，順理成章，是以易理乃謂：易有太極，是生兩儀，兩儀生四象，四象生八卦也。老子乃謂：道生一，一生二，二生三，三生萬物也。此蓋理致數象，數象則理之反成也。

諦觀太極門之數象則道也，蓋以道契機，以機入玄，以玄出理，成其秘道也。原夫以象契理，以數契義，義理交化，本衍變無窮。殆繁即無涯，始約之而歸。蓋理之所尚，必先之博，博而以周，周之復約，則可契之而爲哲，哲之而爲道，是以道也者，必尚格諸萬有而不違者也。故其所演繹，曰數可，曰象可，曰比譬、曰假喻皆無不可。蓋理之所寄，哲之所歸，法之所隱，道之所貫也。明於此理，則象數之奧，則道之玄，豈復有餘蘊哉！

夫象體天地，道法陰陽，挈領始終，肇諸體用，言則通乎一理，行則貫乎萬法，其舉一反三，觸類旁通，臨變機巧，洵非言詞所堪示矣。故曰：

象數致理，至淺至明，象數致道，至微至深，言之無已，行之無終。是契悟其萬，方得其一，了得其一，萬事自畢也。

稽夫明者，日月之竝，以東西言也；易者，日月上下，以覆載言也。是明者，象日月之應陰陽；易者，象天地之應乾坤。期易明者，蓋賅天地日月之大象也。

嗚呼！大象也，象數也，道哲也，是皆吾人之穎悟乎？其昧者自隱，明者自顯，智者以道，愚者以象，執者以易，悟者以道，是皆人之迷甦也兮！〈玄一〉先師云：

“易本無象、無爲，是人賦之以有象、有爲者，若以象數即易，謬矣！然若以象數非易，亦謬矣！嗚呼！易如神龍無首，莫知所之，殆可理而不可指，可道而不可即者也。”

玅哉是言，足以啓迷釋著也。易之可道者，理也。是以象象數數，貴在即理，但能明易以入道，則象數有光矣！今人得象數便謂得道，夢象數便謂見道，視象數若神符天圖，敬之如道，洵執名而忘其實歟？吁！亦愚矣！

象數之理，別之則二，理之則一，皆則道而已矣。夫象之起，曰⚊，數之始，曰一，皆象數之始有。有之前，曰無。有本無生，無中生有，故無者，殆太極之含初也。而太極之先，則曰無無，名曰無極，理之斯然也。

夫一者，有之始，奇之象也，殆一而化二，則偶之象，陰陽之道成矣。孔子曰“一陰一陽之謂道”，蓋本諸此理歟！

陰陽之變，萬化之基也，一之對二，二必對三，是以兩儀化生三才，以示二外之有三也。是偶之初成，必奇之所生，偶偶大成，又復能生奇，是奇偶陰陽，皆可相生相化也。

奇其始一，是以陰陽之道，陽者爲先，陰者其後，是以返本之修，必歸其陽，返修之始，必尚其陽，此無爲所以爲大道也。〈玄一〉先師云：“天地之有，肇生於無，天地之道，亦必肇生於無，修真之道，自亦必生於無也。是故道之尚於無者，謂之返本，尚於有者，謂之趨來。是以無爲爲返修之大道矣！”

旨者斯言乎？但明象數之理，天地之道，自知是言不謬矣。好作有爲之修者，其省之乎！其戒之乎！嗚呼！

太極哲道論中孚章第十三

夫象者，有界之具，識界之成也。

原夫象數之則理，本貫萬機，道理、玄理、物理、事理、情理，蓋一貫也。太極門蓋法諸象數，而則大哲；會悟道理，而成象數者也。故象發乎道，道發乎理，理發乎哲，哲格乎行，行合乎道也。但明大哲，則道行可冀也。先師〈玄一〉先生嘗云：

“洞明象數，契開道機，**明悟九哲，便會三極。出世不惑，入世不迷。**”

象數寓哲之道，重也若斯！

太極門之言九哲，有界蓋五，以象中和之道也。五哲爲言，顯者爲三，秘者爲二。三以應奇，陽主顯也；二以應偶，陰主藏也。故本門凡明言於哲者，每言“有界三大哲”，蓋此也。

三哲肇諸斯理，斯理啓諸有界，故斯理之初生，即理之一也。一理肇生則化出對二，是一生二也。一二之對，必生對外之對，是故二而生三，三其備矣。三爲奇偶之初，大始之道備，所以化生萬哲萬理也。三哲立，三數正合三才而象應後天，是爲後天三哲也。

稽夫三哲之肇象數，則理之資也。先師〈玄一〉先生嘗示云：

“昔老子言：有本於無，則象數之先，本無象數，是數本無而象本空也。若數起於一，象起於初，則有自無生，此非化生之肇乎？數之有一，必生其二；象之畫**⚊**，必化其**⚋**，是兩儀以立，此非對待之啓乎？

數之推移，衍可無窮；象之變演，化可無盡，常變之道生，此非流行之發乎？此後天三哲皆從象數則知，豈偶然哉？”

玅乎哉言也！然三哲皆落後天，終非大道之竟。故〈玄一〉先師又云：“三哲之道，應於後天則爲道備，用於出有之境則必道悖。故當入有出無，穎悟有無，了脱機關，捨有返無！”

竊謂三哲之承象數，理趣玄深：

一曰化生，化生者，無以化有，有以生有，天機自然之應生大道也。天地若無此理，則人物萬有皆無以生息，更無復有他理也。是故化生者，誠天地間之第一理，三大哲之第一哲也。

象數，自無而之有，理先生矣。理以生象，象以則理，理致一也。象以無而生有，有復衍象，化之無窮；數以無而始一，一而衍多，多至無盡，皆所以肇此生生之道也。是以由無而有，無中生有者，化生之示也；殆有有而生，有以生有者，生生之示也。化之生之以無窮者，化生無盡之示也。其象數，始一而終九，至十而復者，生化反復之示也。其復數之終不等者，示物理之同者，其必有異也。化生之極則歸，生生之極則滅，此生化極反之示也。象數之變，縱横無亘，生之無限，化之無盡，增之無已，滅之無竭，倍之無止，除之無窮，殆事理無窮之示也。

有生，自必有死。有生於此，必生於彼，是乃有對待也。

二曰對待，對待者，奇以配偶，陽必偕陰，天地自然之應和大道也。天地若無此理，則萬有無以生化，萬物無以别異，更無復有品類事理之盛也。對待應和之道，象諸陰陽，是以陰極陽，陽極陰；法諸奇偶，是以奇生偶，偶生奇；體諸動静，是以動對静，静對動；肇諸剛柔，是以剛制柔，柔制剛也。乾坤兩儀之道者，對待、待對之道也。是以對中有待，待中有對，對待中復有對待，對待中更有非對，非對中復有非非對之對待也。對待中有有界之對，然有之與無，與之有無，又復爲對待也。故曰：有其常，必生其變；有其恒，必生其更，是流行之道，已寓於化生、對待之中也。

三曰流行，流行者，流之則易，行之則變，天道自然之應變大道也。天地若無此理，則萬物無以變易，萬有無以生滅，新陳無以代謝，恒極則真死也，尚何以成其生生之天地？是變易之道不可或缺也。則諸象數，象以化列，無有其同；數以序列，無見其埒；象以化別，數以序異，皆所以象其道也。原夫象數無有同者，寓事理皆不類，同中必有異之示也。其象數化序無窮者，寓事理皆不常，常中必存變之示也。其序變無窮者，變中復無常，變中存中變之示也。其序化還原者，變中復有常，常變存相應之示也。

原夫世間事理，皆變動不恒。然常變之道，本尚對待。故曰：常中之變者，絶對之變也；變中之常者，相對之常也。變者，去其陳而致其新，易其無而生之有，則化生之規，自亦寓乎其中矣。

有界三哲，包容萬法之生滅，萬有之更移，明契其道，則大道在握，利於行思，蓋君子之道也，故象諸“同人”歟？

有界之哲，行諸有界，此其常也。有界之哲，化推而生有無界，乃至無界，則其變也。人生天地之後，欲逆推則知天地之先、一無之本，其惟於世間萬有之規而逆推之否？《周易·説卦傳》云：“數往者順，知來者逆，是故易逆數也。”

旨哉言乎！原夫世之事理，多以推衍而得，觀之於今，可推知於昨，而量之於後也。今大哲爲道，於世間有界則諸無界，哲而爲道，其亦猶兩儀之逆推太極、無極乎！故曰逆數也。殆哲興而道成，又復導於其行，故曰哲道也。〈玄一〉先師嘗云：

“大道之至，大哲之圓，橫貫三極，縱論一無，其惟太極門乎！”

太極三哲論節章第十四

稽夫太極大道，高古玄深，徹融透會，旨透三極，直接本來。然後天之修，繫夫三哲，是故明易三哲，大道見矣。〈玄一〉先師誨云：

"道可道，先常道，欲學出世，先習世間。有界之道，約之曰三：**無有終始，不離化生；事理物情，不離對待；變化奇正，不離流行**。明易三哲，大道契心，析事格物，自不昧矣。"

明乎者旨也。但能知行三哲，自知言之不謬。原夫有本於無，故無中化生，此化生之**自然**也；有立乎對，故有必生對，此對待之**自來**也；有中無常，故常必有變，此流行之**自爲**也。此天機自然之玅，是後天**三自**，自必生夫後天三哲之道邪！

夫道本無法，行道自生。是無法得法，法法自行，衍化無窮，此化生之道然也。夫道無其法，即法是法，故法無高下，法法相對，法極則復，此對待之道然也。夫道無常法，有法無常，故法本無住，法極變滅，法法無真，此流行之道然也。

知行三哲，法乃自融，道乃圓通。是以修真之行，法**天之自然**也，法**地之自來**也，法**人之自爲**也，是三哲之道，即三才之道也。故曰：

三才其法，三哲其玅，知行其奧，便契道要！

一曰化生，化生者，化分生養也。化分生養，雖皆生新，然化者，先天之生，故曰分化；生者，後天之養，故曰生化也。先天分化者，一分爲二，二分爲四也，以之無陰陽之對待，雌雄之交合，故曰先天之道也。後天生化者，二而育三，對以生一，必偕雌雄之相配，陰陽之媾精，乃可生養，故曰後天之道也。

原夫化生之道，肇分奇偶，先天尚分化，則奇生之道也；後天尚生化，則偶生之道也。合之則對待之道成，奇偶相生之道備矣。

然對待者，必生非對，是以奇生偶生之存也，必生夫非奇非偶之生與之對，此蓋變生之道也。插枝斷蚓而續者，即此生生變道之一端也。是故化生之道，一以二，二以三，成其三有之象，即奇生、偶生、變生是也。此即太極門先後天之“三生説”，概乎化生之道者也。

夫先天之化有者，無中生有，殆老子之“道生一，一生二”之旨歟！後天之有者，有中化有，抑老子所謂“二生三，三生萬物”之旨歟！是故法也者，道之自生之化也，無中生有，有中化有，化變無窮者也。然法生至極，則復歸於無，是又復無法也。故曰：

法緣無生，是必歸無；生化無已，非可常住！

法雖道行，然行法非道，今之執法爲道者，可不慎歟！

二曰對待，對待者，相對承應也。相承應合，雖有象之稱，然於理則肇分先後。是以先象之對待者，無界而有界之無有之對也。後象之對待者，有界萬有之陰陽相待也。先象之對與諸後象之待，又復成一對待也。

夫對待者，相對也，相對者必生絶對，則又一對待也。相對之對，有對之可變也；絶對之對，無對之難易也。是以先天之境無有，無可指言，無可爲對，故曰絶對；後天之界萬有，有必生對，對復有對，故曰相對。夫絶對無對，無中有常也，然無中久必含變；相對有對，有中存變也，然有中終必歸無，此則先後天之對待也。

稽夫絶對者，無對而無可移對；相對者，有對或時可易對，則絶對相對之對待，必有夫無可對、無不對之對待存焉，是爲非對也。則是對之與非對，又復成一對待也。是故對待者，則之可三、成其三待之則，曰絶對、曰相對、曰非對也。此蓋太極門先後天之“三對説”，概乎對待之道者也。

原對待之對，本尚對待，是對對之中，萬應萬承，所以肇物象事理之無窮也。是以絶對之中復存乎相對，相對之中必存乎絶對。推而廣之，則絶對外亦存乎相對，相對外復存乎絶對也。進而相對中外，存乎相對；相對中外，復存乎非對；而非對中外，亦存乎相對；非對中外，復存乎絶對也！故曰：

對中無常，常中有變，對待生滅，化變存焉。絶對相對，有對無對，是對非對，變對化對，萬機咸備！對待之道，大矣哉！

理法也者，亦必體乎對待之道也。先天無法，故法法絶對；後天有法，故法法相對。故法法是法，亦皆非法，非法之法，名其法也。法之高下，高下相對，故曰：

法無定法，無有高下，即法者法，法法非法！

法者，後天之道也。是以無法爲上，有法皆下，今之欲求有爲上法者，其可得乎？欲求真道真法者，其可得乎？是皆不知法之本也歟！是故法也者，得法則法，即道則法也。

三曰流行，流行者，變易更復也，變動不定，如水之一去無恒，故曰流行也。流行雖爲有常之更易，然於理亦嘗肇分先後，是以先機之流行者，終始無有之變也，後機之流行者，萬有生滅之變也。是先機之流，後機之行，乃成其爲流行之道也。

夫有形無常，凡有無常，是故流行者，誠有界之必然也。然變者，已變之易也；不變者，未變之常也。是以由常而致易者，曰有變；由變而經常者，曰有常。常變相生，常變對待，常變亦復流行也。移者，其變之漸乎？易者，其變之就乎？是流變之道，必尚移易也。移易之行，萬有不外，故曰凡有無常也。

夫無常，是必有變；有常，則爲無變。然無常又必生夫有常，有常亦必生乎無常，是亦常中之流行道也。夫有常有變，是必變生非常非變、常變之中之流行焉，是即中道之行也。則流行變易之道，析之亦可三：一有變、二有常、三常變也。此即太極門先後天之“三變説”，括夫流行之道者也。

原夫先天曰無，故無中有常，此以終後始前言也，然無中猶可存變；後天曰有，故有中無常，則以始後終前言，然有中亦復寓常，因諸境而存者也。是以常變移易，皆因境動，及諸常變之對待所使然，離諸境因，則常者非常，變者非變也。

然流行之變，流之極則反，行之極則復；事理物情，行之極則變，易之極則更。是故變極則復，復之則通，通之則融，融之則寂；化極則易，易之則極，極之則反，反則復矣。是以流行變易之道，每是常久則變，變微則甚，甚則反復，存乎周變之變也。

是以法也者，亦體乎先後天常變之道也。無法者，先天；有法者，後天。先天常、後天變；無法常、有法變也。然有法之變，變中有常；無法之常，常中存變；有法之變，復常變相生；有法之常，亦常中存變矣。故曰：

法法無常，有爲無住，變即生法，法法無窮。

老子曰：“道生一，一生二，二生三，三生萬物。”

三哲曰：**道法天，天法生化，天地法對待，天地人法流行，三哲法乎萬有**也。

噫！是之爲道，亦“廣大悉備”也乎！

順逆大道論損章第十五

原夫修真者，道行之行道也。行道者，即道行之之謂。道而行之者，行尚天地自然之法也。稽夫人生世間，凡所行止，皆在世間，不外世行；凡所修習，皆曰世修，不外世法。昔之古哲嘗云：佛法、道法皆不離世間。又云：法無定法，法法皆法。若此，則凡諸世行俗爲，是皆修行，是皆道行；凡諸行人，皆在行道，尚何復有仙凡之別耶？是曰：

道行，凡行，皆尚入世，**然凡行入而不出，道行則入爲其出**矣。

是以凡而迷，凡則俗；凡而悟，凡則仙也。本來人落世間，世行諸法亦不可忽，故太極門之哲，首析有界之圓通也。然世行非道，離此即道，是道之所言修行，蓋行於世法而離諸世法之逆修也。先師〈玄一〉先生云：

“夫天道無私，人道有私；天心無欲，人心有欲，是以修真返本之道，在乎順應乎天，逆修乎人也。順於天者，合諸大道；逆於人者，合諸大法，明於順逆，修真之能事畢矣。”

原夫“逆修”之道，本賅天道，是天道人事，皆尚夫離俗而已。欲離凡俗，需明人道之逆順。人道之順者爲何？曰：生也、長也、壯也、衰也、病也、苦也、死也。人道之逆者爲何？曰：逆死、逆苦、逆病、逆衰、逆壯、逆長、逆生、逆無，蓋復歸其本來也。何以逆之？曰：凡之所行也，自生而老，自病而死；道之所行也，自死而生，自生而無。惟以其無生也，是以無死。故夫逆者，一者逆其生也，二者逆其欲也，是皆逆夫人之所必也。

嗚呼！人之生，無欲無爲之爲本，故順之者，心生而大欲進；逆之者，心滅而大欲退，若返其嬰兒之境，是爲返樸歸真，回歸本具，逆修之道也。稽考人之凡行，其可逆者蓋五：

一曰逆生。人之入世，便即有生。自無而有，有乃歸無。故生而長，長而壯，壯而衰，衰而病，病而死，此蓋人生之生死規也。惟人有生，是乃著生，惟其著生，是乃貪生。若參破生死路頭，逆此規而行，是曰逆生。逆生者，由有生、生有而返歸無生、生無也。

二曰逆欲。人之有身，稟於形神，形質之生，賴乎物維。物質之欲，久而成嗜，嗜而成貪，貪而成苦，此蓋人生之嗜欲規也。惟人有生，是乃有知，惟人知物，是乃有欲，貪嗜由是而生也，若悟透知欲本空，逆此規而行，是名逆欲。逆欲者，由欲歸心，由心返樸，由樸返無，由無乃得歸真也。

三曰逆形。人之有身，久乃嗜物，著心形質，是乃執形。形少而盛，由盛而衰，病苦作矣。是以有形必有壞，有質必有滅也。然有生之性，必順其形，若能參破有象虛假，逆而修之，遺形忘身，神乃獨全，是爲逆形。逆形者，無生有性，自不著形，無形歸神，神乃歸無，自然形非其礙也。

四曰逆法。人之有行，必尚於法。緣人之涉世，寄旅後天，凡所即法，皆爲世法。有爲易見，無法難爲，是以執法執爲，習以爲常。故乃落行有界，必執諸於法爲也。若謂無爲，便即無依難解，此世人所以易尚有爲而不解於無爲者。此蓋人生之有行規，萬世難易者也。若逆此規而行之，則曰逆法。抑無而返本，則無所謂法，無法而爲，是乃無爲。殆不著世法而去有爲，則法法無依，轉眼即逝也。

五曰逆後。人生之寄，總曰後天，凡所知行，俱囿後天。後天之凡，束縛形神，形神障迷，難悟先天，此人之所以易著後天之有界也。此蓋人生之凡行規、後天執也。逆此而行，則曰逆後。逆後者，逆其後天之執，俾其自返先天之真也。

故〈佛〉有句曰：

大道本無道，修惟後返先；
逆凡無世著，順俗有塵牵。
歸樸嬰兒聖，還真童子仙；
莫嗟覓道苦，只在顛倒顛！

能逆五者，便爲返先。若是即道，則萬千世界，俱入性中，千門萬方，皆係道外。緣人因迷貪，斯失本來。破諸迷貪，便契自然。返得真樸，見得本來，是即悟證心性，斯爲人道之逆返也。故曰：

逆得其本，逆得其道，逆得其真，逆得其聖！

道門之言逆修，蓋盡於是乎！

〈玄一〉先師嘗云：

“嘻！道之大，博矣哉！何而是道，何而非道，但能別之，便爲得道！”

志於道者，其究心焉！

無爲大道論臨章第十六

原夫修真者，人事之爲也。人爲之事，是必緣諸後天之道，落諸世間之法，是皆有爲之爲、人爲之爲也。是以修真而行諸人者，念之始動，修之始作，無非人爲之有爲也。既皆有爲也，何以古哲盡言無爲爲大道耶？曰：此蓋法天地之爲道，由有爲而證諸無爲者。

稽夫世法之爲道，皆法夫三才萬有，《易・繫辭上傳》有云：

“易與天地準，故能彌綸天地之道，仰以觀於天文，俯以察於地理，是故知幽明之故。原始反終……易其至矣乎？夫易，聖人所以崇德而廣業也。知崇禮卑，崇效天，卑法地，天地設位，而易行乎其中矣。”

觀於易道之成，其法三才萬有之規，殆可知也。故曰：

法之於天者，爲之道；法之於地者，爲之德；法之於人者，爲之則；法之於物者，爲之格，故天地人物之道，法之有别也。

天道者何？曰：無知無私，無欲無爲，故天心者，無私也。

地道者何？曰：無知有私，無欲有爲，故地心者，無欲也。

人道者何？曰：有知有私，有欲有爲，故人心者，欲爲也。

物道者何？曰：昧知昧私，昧欲昧爲，故物心者，昧爲也。

故曰：修真而能法之天者，道也；法之地者，德也；法之人者，凡也；法之物者，濁也。是以前哲乃云：道法天地者也。然則皆法之以道者奈何？曰：法諸證者也。

法天者何？曰：天道無心，法諸無爲，無爲而爲者也。

法地者何？曰：地道無欲，法諸自然，自然而然者也。

法人者何？曰：人道有靈，法諸逆修，去凡就聖者也。

法物者何？曰：物道有迷，法諸反證，悟迷求覺者也。

此之四法，已賅三才萬有，是爲修真之大道、修爲之大法歟！是曰：得諸天者，聖也；得諸地者，賢也；得諸人者，至也；得諸物者，達也！捨此而欲於世間即道者，未之聞也。

稽夫後天之爲，爲爲固可無盡，然理理相對，不出四端，曰：無心之無爲，無欲之自爲，有貪之人爲，昧貪之迷爲也。

原夫道法天地，不離於人悟，是以大道必尚天道而曰無爲。然人境殊不離人爲而落有爲，是凡諸修爲，皆難逾物境之有爲也。故曰：

無爲者，天道也；有爲者，人道也；是以人之爲人道者順，爲天道者逆，是故逆修爲修爲之大則矣！

考夫有爲者，皆非本來之有，天地之生，蓋偕有生之來也。一者，維生之所使也；二者，貪欲之所使也；三者，爲爲之所使也，然此三者，皆有所爲而作爲者，是皆非真有爲者也。真有爲者何？曰：一者，自然之所使也；二者，無爲之自生也。此者，爲而非爲，是乃真有爲者也。故曰：真有爲者，非其爲也；凡有爲者，皆非爲也！

嗚呼！有爲無常，凡爲不恒；有作易更，凡作易變！是以離諸有爲，始含無爲，惟臻無爲，乃知有爲也。

《易·繫辭上傳》云：

"易，無思也，無爲也，寂然不動，感而遂通天下之故。非天下之至神者，其孰能與於此？"

佛典《金剛般若波羅蜜經》云：

"一切有爲法，如夢幻泡影，如露亦如電，應作如是觀。"

老子《道德經》云：

"損之又損，以至於無爲，無爲則無不爲。"

"我無爲而民自化，我好靜而民自正。"

“爲無爲，事無事。”

觀於教經之載，則三教鼻祖，皆尚無爲而非有爲，誠不謀而合，道之至則，蓋聖達見同，非在心即也。是以：

無爲之爲，自得天然，真爲之爲也；

有爲之爲，人爲難周，非爲之爲也。

原夫天道無爲，以其不爲也，是乃自爲；人道有爲，以其有爲也，是乃人爲。有爲之作，非同自無，其爲不常，虛幻不實。故曰：

有爲之修，人機自動則天機自息；

無爲之修，人機不動則天機自動。

是故身心之能無爲也，神氣自然有爲；修真之以無法也，法法是乃自生，此所以求之不可得，不求乃自得也。先師〈玄一〉先生教云：

“夫惟無爲，乃能自生有爲；夫惟自生有爲，乃能自歸無爲，此蓋無爲而爲，自爲非爲之旨也。”

旨哉是言也。夫道因行生，復因行滅；自然者無心，使然者著意。然天道惟以其無心也，乃能恒其心；惟以其無爲也，乃能恒其爲。不爲者，自棄；妄爲者，自廢；神爲者，神非實；形爲者，形本虛。嗚呼！亦難也。然則何以爲道耶？〈玄一〉先師嘗笑語云：

“爲問祖師大道事，自然無爲是真傳！”

自然無爲，一語簡樸，然何如而得？曰：法諸三才萬有也。

嗚呼！天道無可伺，地道無可取，人道無可予，物道無可期。道者非道，法者非法，修乃非修，即乃不即。得之者，無得；失之者，無失；返樸無音，是爲天聞；返觀無視，是爲天覯；聰明蓋世，於道益遠；問道於默，孰言無惑？沾沾乎喜，戚戚然憂，迷昧自樂，幾猶癲囚！笑乎，啼乎，非可聞問矣！

是曰：

心以契之，足以行之，道其自之。

鍼經師離道部
之三

大道無言論同人章第十七

大道無言，言皆非道！

釋　曰

大道無言，言皆非道！以兩語成章，不亦簡乎！曰：非也。此章奥義無窮，滋味深長，斷非他章可比。昔老子有云，“多言數窮，不如守中”，是言者非道，言者非難，言者必失也。此蓋“明夷”之旨乎！

各章所言，是皆非言，是名爲言，是乃無言。昔釋迦牟尼説法四十九年，臨入滅乃言：“一字未説！”是經之言，亦猶是乎！明於此理，方可入覘此章玄竅！

言道意違論革章第十八

且夫言者，吾人之心聲也！際會世間，傳情達意，惟藉於言，故言者，古今中外，莫不尚之，讀書聞教，講經授法，誠不可或缺者也。然言，固可盡達人意乎？曰：否。

究夫言者，意之形乎詞者也。意之與詞，一虛一實，轉相變傳，焉能無與真意之相左？夫心思之任於意也，縱橫變幻，感慨多致，虛實起伏，馳騁無涯，一猶天馬之行空，不受羈勒者也。而言詞則不然，狀貌者，必狀人所共知；設喻者，必設人之常見。承其舊者，甚囿刻板教條；創其新者，難逾約定俗成。所謂車轍就軌，風鳶引綫，萬難越步者也。嗚呼！意以活，語以死；意以繁，語以簡。欲以此不足之詞系，表其豐富之心曲，期可偕乎？是宜其“口莫能宣”“玅不可言”矣！

進稽人之表語，復有善之不善，而聞言解意，更有敏之不敏，意語遞授，交相移易，豈但或失？況復事有易語之事，理有難述之理，經綸大道，益見難矣！

原夫人之知解，有界、常事、俗情、表象，皆所易會也。無界、變事、聖情、内秘，皆所難悟也。是衆所周知者，易於表達；鮮爲人知者，難於譬喻也。

伏惟修真之道，本非凡俗之識界，以凡言聖，宜其不合乎！〈玄一〉先師有云：

“大道難言，難在俗言。言本常言，道非常道，强言言道，失其本來！故〈而清〉祖師有云：道之奧，難言教！”

道須俗行，俗難入道！不諳大道，難契於理；不諳於理，難契於修；不入於修，難解其行；不諳於行，難會其秘；不親其秘，難信其神；不領其神，難明其所以神、所以不神之理也。以此而言，其可得否？故曰：

道言非言，言道非道；强言其道，斷難合道！

以是難故，斯乃三教九流，諸子百家，古逝聖哲，今臨賢達，諸多通儒碩學，爲之皓首窮經，殫心竭慮，或著述成林，或立言寄海，或談天際地，或語極四維，縱學貫古今，理通幽明，即於有界之道猶未具足，况復於有無、無界之道乎？且其所示義，悉在乎可言之處，其所指意，皆在乎可形之所，欲即大道，情同隔靴，所謂搔之似中，終難一快，心之所知，捉之無著也！噫！道，難言哉！

竊觀中華修真之道，可謂偉哉博哉！横涉三教諸子，縱傳三千餘載，典籍浩瀚，汗牛充棟。是凡學理、道理、儒理、佛理、哲理、玄理、教理、經理、心理、生理、醫理、功理、事理、物理，靡不俱備，靡不相通。其近世之論者，更以神學、科學、新學、醫學、數學、人文學，乃至天文、地理、物理、生物、仿生、化學、邏輯、預測等等，多方探論，緝綜道精。真可謂洋洋大觀，學足説備，然於道之真原，猶如水中撈月，可望而不可即！

昔有弟子詰道於余，曰：“某誦《道藏》多年，猶未解道，願聞道藏何處？”余一笑：“道爲輯《道藏》者遺諸編外。”弟子驚喜曰：“敢問先生，遺道之書何名？”余曰：“未聞道曾有名！”弟子若失，已而問曰：“然則《道藏》無道乎？”余曰：“道藏天地，亦在《道藏》。”弟子悟曰：“處處是道，故處處非道，是否？”余笑曰：“道之道，難爲道，悟者有，昧者求！易實易，難實難，淺見淺，深見深，解之匪易，言之尤難矣！”衆乃頷之。

嗚呼！言之難，行之尤非易也！

非言説道論離章第十九

夫大道難言，難爲强言，大道無言，應俗有言，本無可指而復不可不指，本無可言而又不得不言。不言之言，是爲强言，此而言理，言亦非理，非理之理，假以喻道，此而言道，曷爲其可？曰：人生有界，惟聰明際會，非言喻無以即道。故聖人所以立非言以説道焉！是以伏羲作易卦，象以論道；老子作《道德》，理以論道；孔丘作《易傳》，義以論道；釋迦演“拈花”，喻以論道也。抑雖言示非一，然道至一矣。吁！道其無謂，蓋示權宜，若必箇中取道，則搔癢隔靴；是欲按圖索驥，則囊風以袋，曷可得乎？夫持薪觀火，薪盡火滅，已而求火，不亦難乎！况夫道源萬象而則歸一理，是以萬言皆非，凡皆非道，復處處是道也。〈玄一〉先師嘗云：

“是諸經論，皆示大道，毋以迂論而見棄，勿以奥論而崇奇，惟悟諸微義，淘沙是中，則金沉或現。或非是言之可必，良非道執之可覓，即道之可爲道，捨法之可爲法，言有實無，行無生有，感而遂通，無往不是也。”

明者示乎！道者人之行，行者道之根，心之所了，難會於意也。是之爲言，非言惑人，是惑言也。

〈佛〉今論道，非言言道，言中含道，言外見道。云其是言，言言非言，云其非言，言言是言。云其含有，無可指言，云其無是，無處不是。明之於道，一心萬有，悟契其道，萬法歸心！無法而法，乃爲真法，無言而言，是乃真言也！故曰：

非言者真言，非道者真道也！

夫析道以博，解道以彌，觀道以浩，聞道以茫。引喻而論，無可盡言，無示之示，有以指焉！智者自適，愚者自安；明者其明，昧者其昧；通者自行，蹇者自止，道不相與，行不相若也。吾今指虛說無，傳古哲之不得已矣！〈玄一〉先師教曰：

“寂寞爲道，曲高和寡！無言爲道，大辯似訥！智於道者，若愚！勇於道者，若怯！證於道者，似迷！言於道者，似欺！”

“欺”而言道，蓋道無可指說，無可的言乎！無可指言，亦須爲言，乃曰：

道之爲道，曰非道；道之爲言，曰非言；

道之爲規，曰無常；道之爲名，曰無稱；

道之爲體，曰自然；道之爲用，曰自爲；

道之爲理，曰比象；道之爲法，曰應機；

道之爲論，曰圓通；道之爲行，曰周循；

道之爲大，曰無外；道之爲細，曰無内；

道之爲幽，曰無深；道之爲微，曰無盡；

道之爲極，曰無始；道之爲至，曰無終；

道之爲本，曰真無；道之爲變，曰假有；

道之爲悟，曰如是；道之爲證，曰如來；

道之爲得，曰無得；道之爲失，曰無失；

道之爲心，曰不無；道之爲性，曰不有；

道之爲情，曰難乎爲情也。

奥乎哉道，玄乎哉論，恍惚兮無窮之中，流布於無極之外，是以得者非得，失者非失，悟者非悟，修者非修也！〈玄一〉先師云：

“道理道理，是道非理！”

玄微哉論乎？是以道也者，大之也！論道之有，則曰生化；論道之無，則曰寂滅；論道之常，則曰對待；論道之變，則曰流行；論道之則，則曰非是；論道之規，則曰無有；論道之極，則曰無無也！夫惟如是，乃能是如；夫惟如如，乃能是是；夫惟是是，乃能如如也！若如是見、如是解、如是行、如是修、如是了，斯爲即道，然所即非道，是名爲道也！嗚呼！得魚者，忘筌；得渡者，棄舟！筌不在美醜，舟不在大小，若以醜而棄筌，小而遺舟，則失之交臂，疵櫝輕珠也！若夫執筌而謂之得魚，乘舟而謂之得渡，則又盡信是書，不若無書矣！故曰：

道在經外，理在經中！

欲即斯道者，幸留意焉！

修道正名論豐章第二十

原夫修者，行持之指也。行而言修，修而稱道，應俗之權宜矣。今人但聞修道，便思僧、道；但聞僧、道，便詡神異；但冀神異，便言仙、佛，是不知道本自然，覺即爲道，而仙、佛亦非具神異而爲仙、佛，惟其得乎自然，斯乃爲仙、佛也。故曰：

神異於有，道本於無，執有求無，焉入正途？

昔老子有云：

"昔之得一者，天得一以清，地得一以寧，神得一以靈。"

一者爲何？曰：本來也。是故道者，本來之指，自然之示也。本來自然者，無爲自爲之示也，是以修道者，玅契無爲自然之道，則得也。

原夫古哲論道，本無欺飾。老子論道，直指無爲；釋迦述法，力非有爲，初本無皮肉之敷華、惑世之法術。殆後世物欲移真，塵風好華，遂乃嬗衍有爲，生諸造作，蒙蔽真性，自障大道，妄立三千，狗尾續貂，宜其逐末僞而忘其本真也。是以但言煉功，便即作勢；但言寧心，便欲絶念；但言静修，便作跏趺；但言氣修，便調呼吸。似此閉目緘口，端坐佛像，何人不能？此而曰修，何人不可？不知是者，皆名相之執也。

嗟夫！是心失樸，執著有象，世華日紛，落諸物境，是以真道難行，假法肆逆，但聞無爲，瞠目結舌於不解；一見小法，欣然期求而争鬻。吁，亦愚矣！昔老子嘗諷此云：

“上士聞道，勤而行之；中士聞道，若存若亡；下士聞道，大笑之，不笑不足以爲道。”

嗚呼！當老子之世，世風古樸，猶其然矣，況其後焉！蓋道之難，在乎難會矣。當今之世，科學昌明，人心著形，物質之道長。其有進者，亦必有退，抑精神之能乃衰乎！欲祈身心形神之並健者，其留意焉！

修道之指，蓋形神乎！形神自具，蓋自修乎！形神其盛，蓋自得乎！道源自身，奈人之不悟何？

原夫有界言道，率皆比譬，惟假非言。是道之明示，一戒有著，二戒粉飾，會當揭諸本來，直陳所以。竊謂道之本來，其惟自來、自然、自爲否？切之修爲，則諸道行，其約之惟一，衍之可二：

一者，返本也。返其人本真樸之性，浄其慣用六識染羈，出有入無，回歸自然，臻其無爲，還其本來。道言“悟真”，佛言“見性”，逆修返本，其致一矣！

二者，一爲虛静，二曰無爲也。

夫虛静者，虛其心而静其神，虛其形而静其行也。老子有云：

“反也者，道之動也。弱也者，道之用也。”

“致虛極，守静篤！”

是修爲以虛静爲其本矣。

夫無爲者，無其求而爲其樸，無其欲而爲其然也。

虛静無爲，無行可行，無法可法；離諸有法，捨諸有爲，一旦返真，便契道本，是乃修行之正，道法之則也歟！道而契此，便是真道，修而即此，便是真修。離此覓道，即非真道；離此言修，是非真修也！

語云：

大道至簡！

簡至於一，乃至於無……

陰陽六根論家人章第二十一

原夫氣道之修，返本之修也。一切神通法術，證悟本具，蓋一非修爲之得，二無功力可言，本自必自然之事，皆人所具有之本能也。故曰：人之所能，已必能之；此修之能，彼必能之；修之可能，不修能之，是之爲能，終無能之！

〈玄一〉先師云：

“道本非道，法亦非法。”

今〈佛〉則曰：

“功本非功，能亦非能。”

後世不知大道之原，人能之本，輒以神功奇術等小法欺世盜名，嘻，亦小矣！

然人之不能，我其能之，言其有功，本無不可。今若以氣治爲功，則功者爲何？曰：陰陽六根也。陰者，六識也，即人之後天所慣用；陽者，六通也，抑人之先天之元能。一體兩用，人人具足。後天之功，染習之用，故落諸有界，先天之功，顯現之能，故出諸有界。然陰具陽能，陽存陰用，體用對應，有無奇變，六根能事畢具，世所言功，盡於此矣。

六根之爲用，能變之爲通，是以佛、道所言“神通”者，亦因六根而爲“六通”也。而太極門者，本宗三教而出三界，是以其道於有界則因數理而成大奇。夫數之始曰一，數之極曰九，十以歸一，一以返零。是故太極門之言於人者，根爲“九根”，通爲“九通”。“六根”“六通”與顯説大似，“三根”“三通”則爲太極門獨秘，殆修而至功，功至自悟，悟而師證，是乃知也。故曰：人之功能，人不自知，知之者六九，不知者百千，殆非六根、九根所能限矣！

夫陰陽分肇，陰形而陽神，故陰用可見，陽用不可見也。其有可用而不可見者，陽根之能也；其有可見而復可用者，陰根之能也。

陰陽功用，互爲消長。人之初生，陽能陰用具齊，而陰陽之用皆在。及年齒漸長，陰用日進，故陽能日退，進者日强，退者日隱，是故人多不識己之陽能本在，而獨倚乎陰根之用矣。抑且不知陰根之用，猶自不全歟！此今人之所以不信氣治、咒治之道，呼之曰特異功能者，此也！

陰陽具用，分主氣、醫，陰識主於醫術，陽能主於氣治。是故善於醫者，未必能擅於氣，而擅於氣者，多能善於醫也。此蓋陽能人所不易具，陰識則人所必具也歟！故曰：

全人之能，全醫之治，並善氣醫，乃爲至治。

夫陰陽之道，互爲資助，互爲消長。是以陰進則陽退，陽進則陰却；陰生則陽長，陽生則陰長也。六根之功，陰用則陽隱，陽用則陰隱，此其常也；陰用則陽合，陽用則陰通，此其變也！是故陽之爲復，利在静陰之功，而陰之爲長，惟在行陰之用也。

原夫氣治之用，多藉乎陽，陽根顯能則術法自通。是以功家之計，專重陽根之復，而制其陰根之用也。故陽根時顯則爲功進，陽識日蔽則爲功退；其有陰識漸化爲陽能者，則爲功進，其若陽能反轉爲陰識者，是爲功退也。功進則陽益顯，氣治之道長，功退則陽日隱，氣治之能消。故曰：

修真之體，氣治之用，從陽則治，從陰則寂！

稽夫人之生也，生身而有形。此體雖是形神對待，緣形質之身，首需衣食著地，生諸形質界中。是以此身雖同具陰陽六根之覺受，然陽本無象而陰本有形，陽常不足而陰常有餘，久之，本有之陰陽感官，自必日益習慣於陰形之覺，而自廢於陽氣之受也。陰用日長而陽能日退，此人之所以陰六根靈應，陽六根易消也；此人之所以少時多“特異功能”，至老年則絶無而僅有也。〈玄一〉先師嘗教下云：

“吾人之性能本來具足，自成天然。故應之世内則無缺，應之世外則不欠。緣三才化生之境，主陰而附陽，故人之生息，天食人以五氣，地食人以五味；天陽以虚，地陰以實，成其陰界凡境，故陽常神用不足，陰常形用有餘也。人生有界形中，境以迷真，物以蔽性，故**九根九通日隱，六識六用日顯**也！”

陰用日進而陽用日廢，用進廢退，陽消陰長，久之自乃覺通兩失，慧能兩泯，迷昧本有，失陽就陰，成其凡夫也。果能返樸歸真，啓其本具，静止其陰識之用，復還其陽根之能，久之自然潛能萌復，神通自在矣！

氣道，返本之修也。目不視，耳不聞，口不言，心不思，此所以廢止陰識之用，自所以肇啓陽根之能矣。故修真之人，時有復發神通者，蓋此。其如有好静之人陰識常止，宿慧之人陽能未泯，亦時見有神通之顯者，此無修之修，自得天然之合也。故曰：修真之人之發通，使然之道，此其常也；無修之人之發通，自然之道，此其變也。是一分爲二，二而本一，時人不知，見自具陽根之能者，每譽爲神異；有等更以其能自爲氣治、咒治以治病者，驚以爲天生神人，是不知人皆本具，何異之有哉！

修發自發，同一陽能，皆本來之復，元能之用也。然先天自復者，多不識之本，用久自閉。後天修復者，知所持住，較可長用也。且自復者莫知所以，直耗心力，無道無法，故事倍而功半；修能者善御神氣，知所濟住，有道有法，事半而功倍矣。故曰：

陽能之復，非在修爲；陽能之聖，非關功法；陽能之神，本非其神！

然修爲者上，自發者次；得法者精，自發者勞；知修可持，自發易消！

是乃曰：

此道無師未修亦可，然無師無法終未可！

修真理道論既濟章第二十二

原夫則道天成，是之謂理。理者，道之歸也。是故道之未形，理其先具，道之圓融，理致惟周，是理者，又道又信耶！

修真之道，原天地之道；修真之理，亦天地之理也。天地肇於太極三界，修理亦自莫能外，是以修真之竟，亦自肇諸三界有無也。

稽之修理，肇本三界，稽之修本，其惟形神。是以三界本乎性命，性命寄乎三界也。性命之本，其惟身心乎？而身之所應，其惟内外動静乎？心之所應，其惟欲念有無乎？若此，則動静有無，已概乎身心之原爲也。

原夫太極動静，而生陰陽；陰陽動静，自成柔剛；剛柔陰陽，括於天地；太極無有，挈領乾坤；乾坤交變，乃成三才；三才周行，始成萬物；萬有盛化，乃爲有極；有極化極，復歸太極而入無極。是故有無動静者，殆太極之本規，兩儀之本道也。而無有有無者，誠太極之始終也。

夫兩儀則立，三才法之，四象五行之道具。人稟三才，道契乾坤；有無動静，攝諸身心，此蓋道之原本，修之祖行，理之歸肇者也。是故修功而能握此，則如珠之在貫，網之挈綱，千門萬方，經緯無遺也。

觀於有無動静，則諸般功修之道，理之其惟八者歟？

身：有爲無爲，動之與静；

心：有爲無爲，動之與静。

有爲、無爲之道爲何？

夫自然之爲道，生殺爲之則，無有相生也；化變爲之機，常變相生也。生殺體陰陽之理，故無爲而爲也；化變成時空之境，故自然而然也。故曰：

無爲而爲，自然而然，天地之道，肇乎太極！

原夫對待之萬有有爲，必生夫絶對之一無無爲；而太極之本爲無爲，又必肇生乎兩儀之有相有作也。是故爲者，便有夫無爲而爲，無爲自爲，有爲之爲，半有半無、似有似無、非有非無之爲也。緣無爲自生有爲也，是以有爲亦必化生有爲，化滅有爲，復自歸無爲也。是故〈玄一〉先師嘗教云：

“無爲本無所爲，無爲自含有爲，無爲自生有爲，有爲自歸無爲也。惟無爲也，始能無所不爲、無不可爲、自爲其爲、自得其爲也。”

備乎哉言也。先師嘗傳祖師〈而清〉道長詠訣云：

“無中生有有歸無，無有相生法卦圖；

有有化生暫是有，無無歸本元非無。

……”

細味祖師一訣，可謂玄竗盡攝也。夫有爲之爲，人爲難周，故爲非爲也；無爲之爲，自得天然，乃爲真爲也。然道言真爲，其乃恒相，非暫相之謂也。

嗚呼！嗟有界人之與道，本相乖悖，蓋道欲無爲，人欲有爲；道尚真爲，人尚假爲，總相違拗。是故人之修爲，以人就道者聖，道若就人者必凡也。

無爲之生爲法，自必生諸對待，此蓋無爲之順逆，無有之相生也。

無爲之正，必生有爲之反；有爲之此，必生有爲之彼，故曰：

無爲者，無其爲也，故無爲不二；

有爲者，有其作也，故有爲不一。

是故無爲者，天道，天道不二；有爲者，人道，人道不一也。〈玄一〉先師有云：

“道本天道，故道不二；

法本人道，故法不一。”

道者，無爲之指，法者，有爲之指也。蓋道本大則，故不可移；法本小行，故無可定。人常執法爲道，以功爲竟，是逐末而忘其本矣。

無爲之可爲道，自亦宗之爲法，此無爲法之所以爲其對待，成其順逆之大則也。

無爲而有爲者，太極而兩儀也；無爲而無無者，太極而無極也。太極而兩儀，兩儀而三才萬有，已而復歸太極者，此始而終，順而復之道也。太極而終極，已而返歸無無之本者，此終而終，逆而歸之道也。此蓋太極門之無爲道，與夫釋氏無諍三昧之無爲道，皆兩大無爲宗之上乘法門矣。《金剛般若波羅蜜經》有云：

“如來所説法，皆不可取，不可説，非法、非非法。所以者何？一切賢聖，皆以無爲法而有差别。”

無爲之爲法，則落諸有界，自然對生“差别”，而成其順逆諸理矣。

太極門與無諍三昧之無，約其義可曰：

無諍三昧：無——無——無；

太極門法：無——有——無。

是無諍三昧之法，以無爲爲宗，非一切有爲，修返無爲、無無而了道。而太極門之法，以無有爲宗，生一切有爲，自歸無爲、無無而了道。是太極門乃順道之逆修，無諍三昧乃逆道之逆修，兩者之别，蓋本有界而返歸無界，本有界而順歸無極之理也。然此以大旨言者，太極門旨宗無爲，於行修中剥盡有爲，是亦逆修之宗矣。是故太極門之則哲，亦應之而三：曰有、曰有無、曰無，以體無有歸返之大道也。

夫心之念動，有爲也；欲浄，無爲也；身之自動，無爲也；體之使動，有爲也。心主而身動，身心俱有爲也；心任身動，心有爲而形無爲也。以此剥之，俾功行中無爲之有爲；有爲之無爲，皆漸趨無爲而臻真爲，日去有爲而棄假爲，始乃可復歸無爲，此蓋無有之爲，返修之大旨者。殆至真無爲，自無復有爲，無爲其滅也歟！

動静之道者何？

夫天地之爲用，其動静也夫！太極之爲體，其動静也夫！太極静而生陰，動而生陽，是動静者，陰陽之元能，兩儀之本態也。故曰：

動静之道，出無入有，貫乎終始，道之始終。

是故動静者，殆初有與有界之態爲也。若無無之境，則無所謂動静；無有之境，則無所見動静。是故動静者，洵有相之對待也。惟其爲有界也，故曰虚妄；惟其爲世法也，故曰渡修，蓋非可常住者也。然動静之則，極天際地，統諸始終，是以修功之爲事，誠入乎動静，出乎動静，修乎動静，了乎動静者也。是有界之言動静，其道亦大矣哉！

若以其相對言之，則動爲静對，静爲動對；以其相生言之，静極生動，動極生静也；以其相因言，静爲動之原，動爲静之本也；以其相成言，則非動無以顯静，非静無以顯動也；以其相須言，無静則動不立，無動則静不成也；以其相參言，動中有静，静中有動也；以其相肇言，則動中始能體静，静中方能體動；以其體用言，則静爲動之體，動爲静之用也；以其反成言，則静中之動，方爲真動，動中之静，方爲真静也；以其相則言，則動以静爲則，静以動爲言也。

原夫動静之修，功在形神。動以生陽，静以生陰；動以盛氣，静以養氣；動以行氣，静以收氣；動以發功，静以收功；動以煉運，静以養納；動以煉命，静以修性；動以得功，静以成功。是以功以動始，以静終，此其修要，與諸效用，皆稟於動静者。

至夫動以即有，静以契無；動以入有，静以入無；動以臻無，静以透無；動以即外，静以即内；動煉歸身，静修歸性；動修歸外，静煉歸内；動以引地脈，静以合天機；動以肇兩儀，静以歸太極；動以生萬法，静以了萬法；動以契三三，静以歸九九；動行以脱命，静行以了生；動之以出神，静之以收性；動之以行道，静之以歸道；動之以成道，静之以了道，如此等等，是皆道之原本，修之本來歟！故曰：

明於有無動静之理，則法之簡繁，功之虛實，修之次第，行之得失，乃至後天先天，還歸往復，自不錯謬矣。

吁！動静有無，至道之則也。是大道之修在斯，小法之接亦在斯。神鍼雖爲炁道門中之微術，自亦在斯，欲即大道而行小法者，幸屬意焉！

修真功道論貢章第二十三

稽夫修真，今人皆言煉功修道，夫道本無修，修本無功，無修無功，是乃爲道，是乃修真，若言有修有功，則所修非真，自非修真也。是故修真者，返無之大道也。

然人生有界，好著名相，修而有悟，悟而有得，凡異諸常人者，是皆言功。功之所成，是乃名修，是之修功，殆有界之名相也。是故本章所言功者，實就俗之權宜，有界之譬語也。若以余之言功而從著功相而執有功，是非余誤人，是誤余矣。

竊惟修功之爲道也，約之不外形神兩端。形神爲吾人後天生生之本，亦復爲吾人後天修爲之基，是以離此而言修，何而是道？何而即修？是故形神者，殆後天修爲之本，亦“功”之所本也。凡言功者，離乎形神，未之聞矣。而修功但契形神，則凡諸修爲，抑能事畢矣。

形者，身也；神者，心也。身者，命也；心者，性也。修性煉命，貫徹三教百家，是即修功之謂歟！

然今人之言於功也，必曰神通、法術、奇能、異象，必尚長生、不老、却病、脱苦，是不知修功之本歟！

稽夫神通奇能，本人皆具有，第陽六根之復顯也。然有界陽能，仍落諸世法，而本諸有相，是有爲之爲，非可常住，有相之功，終非究竟，是皆修爲之虚得也。而氣治、神鍼之能，亦復如是已。

然則於諸有界，何者乃可爲功，何者乃可爲修耶？是曰：

行道不移之謂修，住道不移之謂功，捨此而言，皆末事耶！

然三界之事，異道别行，人之知行於有界，自不應忽之於有象，況復醫道之氣醫、神鍼也已？是以功修陽能，肇開塵技，以濟困扶危、拯疾救苦者，又復爲道門之别傳焉！

原人之可言功者，不外形神兩端。形落有象，惟爲氣治之輔變等法，神爲氣治之本，其用蓋一而二、二而三，成其三境之治，以應“七步塵技”之七道門之法也。三境之治，功耑聚神，神聚則功聚，功聚則心力聚，心力聚則神用自在矣。三境功分三階，修煉不一。上階之神用曰靈，法曰通靈；中階之神用曰信，法曰攝性；下階之神用曰氣，法曰布氣，三階貫通，方可玅用塵技之七門，變用無礙焉！〈玄一〉先師教云：

“塵技雖爲小道，然神用貫乎形神，小則可以濟人，大則可以即道。若能貫通靈、信、氣三階，玅用無礙，則心力有自，定力有持，道力有資，亦爲有得也。”

此真契悟玄機，活法濟人之示也。道之修也，其惟在心，心之所持，其惟在力，但能心力堅勁，定力如山，道力已自在矣，豈不爲道夫？然諸法者，有界之用，陽根者，有相之行，若執法忘道，小術移性者，斷不可行！故曰：

悟於大道者，小法皆是大道；著於法相者，正法亦必邪行也。

即法修功者，可不慎歟！

修真法道論明夷章第二十四

原夫則諸道，理在其中，明易於理，法在其中，是故法者，道之所施也。

企論修法，修本無法，因緣而生，非法而法。是道雖行法，本無定法，至道無法，是乃空法。若謂有法而著諸法相，則**非法迷汝，是汝迷法**也。

太極門之則道即法者，亦明易之理已。是乃理則乎道，道則乎法。先師〈玄一〉先生嘗教云：

“法者，橋筏也。行道無法，難以逾度，過河攜舟，反成礙累，故法不可執也。本門之言法，理法一貫，道哲一體，博容萬法，復無定指，是以法而印諸無極者，無可指言，故曰無無也。法而印諸太極者，無中含有，故曰無爲也。無爲者，無中含爲，無中生爲，無爲而爲也。太極動静，陰陽是生，是故印諸於兩儀者，曰無爲有爲也。無爲有爲，成一對待，是必肇生無有之爲，抑半有爲半無爲者，是爲法諸三才也。三才而四象，則爲中含無，無中含爲，陰陽生變之道，繁衍無盡，是故法亦生化之於無窮也。”

旨者言乎！太極動静，有無自生，有爲無爲，肇諸萬有。是故太極之境曰無爲，兩儀之境曰有無動静。有無者，道之體；動静者，法之用也。是有無動静，實亦可賅萬法也。

原夫動静者，有界之變易道也。凡諸事理物情，無能出其範圍，或動或静，或甚或微，或内或外，或明或隱，或静中動，或動中静，一若兩儀之相肇，陰陽之變化，奇偶之衍易，活潑斯應，無窮無盡者也。

有無動静之則諸法者，約之蓋九，示之可如下式：

無極：無無，一無可言也。

太極：無爲，無爲欲爲，静以生陰，動以生陽，含夫有無動静也。

兩儀：有無相肇，動静相因也。

三才：有無相半，動静合分也。

四象：有無四分，有中有、有中無、無中有、無中無；動静四分，静中静、静中動、動中静、動中動。

八卦：無有之交變，象於四正、四隅；動静之交變，象於八極、八卦。

九宫：中宫以虚，示之以無；有無中含，動静中存。

法而化變而應於八卦九宫，則有無動静之諸般法象，殆大定矣。是以太極門之則法，率以八卦九宫爲其示也。

無極太極者，無以含有也。兩儀者，動静也。三才者，動静乃至半動半静也。四象者，静有遲早，動有緩急。是故動中有甚動，動中有微動，是乃動静緩急之四象見矣。八卦者，動静緩急之四動，是尚有内動、外動、剛强、柔順之别，故應諸於八卦者，則曰動静緩急、剛柔内外也。此八卦而應於八法，殆法法皆備，緣由皆盡也。今古修行之於動静之道，萬難逾越，是以爲太極門之大法歟！九宫者，中宫以應四正、四隅也。八方以有，故對中宫之無，是以中宫之法，尚乎一無，無動無静，而肇生乎八極之有象也。是乃九宫之法備，十方之機圓，太極則道則法之道，亦自至也兮！但觀於太極門始於十方無極禬之開基（見後文），義自明矣。

原夫太極八法之應於八卦者，體象即用之成也。乾者天也，故陽而主動，肇其始也；坤其地也，故陰而主静，歸其終也；離火性急，以象其急；坎水性緩，以象其緩；震者雷也，其氣至剛至正；兑者澤也，其氣至柔至幽；巽其風也，其用周行而應諸外；艮其山也，其體中止而守諸内，此所以八卦成象，機應其中，理行其道，法乃肇矣。〈玄一〉先師嘗教云：

“祖太極而不離無爲，宗兩儀而自生有爲，法萬有而生滅萬法，合太極而自歸無爲。”

今余則發之曰：

祖太極而不離動静，宗兩儀而自生動静，法八卦而約生八法，合太極而自歸動静。

夫動静之道，本尚有無。静者，無爲也，無爲無二，是静亦無二也；動者，有作也，有作無定，是動亦無定也。然無之一無，自生萬有；而有之萬有，必歸一無也。是故：

静爲道本，動爲道真也。

無爲自生有爲，則無有生滅也；有爲自歸無爲，則否前定後也。此則有爲無常，有法無常，無必生有，有必歸無之自然大道也。是以太極門之功則有謂：

静極生動，無極生有，不爲自爲。

其功訣則云：

無爲而爲，自然而然，無得而得。

其功法則云：

法法自生，法法自滅，法法自在。

其功則者，人之本具也；其功訣者，人之本來也；其功法者，人之本有也。夫人生有界，凡諸得來，終必失去，惟諸本來，得非其得，是乃不失。是以無爲爲大道，無著爲大法，無得爲大還也。

嗚呼！明於無道，方知有道；明於無法，始識上法！太極門之道行，殆大道之行歟！

理哲一貫，其法也；理行一貫，其悟也；理道一貫，其修也；理即一貫，其證也。故曰：

道之大，莫若天地；法之大，莫若無爲；修之大，莫若太極；得之大，莫若本來矣。

鍼經師震道部之四

生理大道論無妄章第二十五

稽夫生理者，生生之理也。生而曰理，其無理乎？人之生也，原本自生，生非有理，因人而理，是故理者，生生之本道也。

古哲以天、地、人爲三才，是天之生地，地之生人，人法天地故象諸天地，此蓋生理之大道也；生於父母而體諸父母，此蓋生理之小道者也。故曰：

明於大道，方見生理；明於小道，始識生命矣。

人法天地，象諸生生；生於天地，體諸成成，故人身一小天地也。是以天地以氣質而生，人身以形神而成，天地以動静而象，人身以動静而能，天地以雲水環滋，人身以氣血周潤，天地以銀漢、江河，人身以脈絡、肌骨，如此等等。然此，外象之所似也。至若内應之所如，則惟玅證本來，方知己身與天地同體，己性與天地同來[①]也。嗚呼！吾人不知天地之所以生，亦不知人類之所由生；不知天地之所以然，亦不知人類之所由然，故曰：

人生之理同天地，而生之理大矣哉！

〈玄一〉先師嘗云：

“人之生也，肇乎天地，理貫三極，始乃小周。”

噫！生之理亦博之甚、玅之甚、玄之甚矣。

校訂者注

①“與天地同來”亦即“與天地同生”，用“同來”，義爲己性與天地之性本爲一性，而與天地之性同來於此本源存在，故天地爲一大天地，而人亦爲一小天地。

生理小道論隨章第二十六

稽夫生生，自然之成也。形也、神也，皆非人力之所能爲，故曰：

原人之形神，生於父母，肇於天地，成於大道也。

大道之生理，貫夫三極，小道之生理，亦貫夫三理。三理者，一曰生前之理，二曰生中之理，三曰生後之理。三理能知，方可論言稱生理，生理其奥也乎？是故今人之言生理，生中尚是未了，况前後否？

生中之理，蓋有生立命之理也。契其理亦三：一曰神生，二曰氣生，三曰形生。三者欠一，即非生身。神生者，陽之生。形生者，陰之生。氣生者，陰陽之生也。是以形生之實易知，氣生之象難知，神生之虚尤難測也。

形生之理，質體之指也。質體之生，其理亦三：一曰分生，分生者，細胞之生也；二曰合生，合生者，一體之生也；三曰總生，總生者，總領各部之主生。三生合一，形之體用乃周，是爲形生也。故曰：

生生有生，命中有命，命各有生，生各有命。生生合命，是乃我命，我命何生，衆生之命也。

人之一體，大生之有小生，小生之合大生，是故命者，衆小生之命，衆生命之合，難覓夫我命者也。以是義故，形生之身，無處可覓於我“我”也。故曰：

常須我中觀命，難能命中求我；但能命中見我，原來我命非我！

今人著於人之一體之生，而忽却人體中各各有生。已而不知人體各部皆有形神之對待，每一細胞皆有生命、生滅之變現，因而皆有形神、形神之變現，是以不知夫人之五臟六腑、肢體百骸，皆有神氣在也。故曰：

明於生中有生，方知命中有命；明於形中有形，方知神中有神也。

原夫吾人之生也，内而臟腑脈絡，外而身體百骸，形質定具，始維其生。是以人之識身，必先格形質，以解百骸，此蓋有象易見，有形易知也。是以人之生矣，可返而視之；人之死矣，可剖而視之。欲知内外形質之情，本所不難，難者，形質之所以爲其體，形質之所以爲其用也。其如形而上之氣，氣而上之神，則辨之尤難也。

竊觀今之醫界，道稱中、西，於諸臟腑，視見不埒。合諸氣醫，蓋鼎足而三矣。西醫主云臟器，以有形之實質言，爲陰見之所觀也；中醫主云臟象，以有象之功能言，爲介乎陰陽之所觀也；氣醫主云臟神，以有靈之神用言，爲陽見之所觀也。如是則西醫尚形，中醫尚氣，氣醫尚神也。抑三者雖各有所本，然不出人身之形神兩端，是皆不可偏廢，不可輕忽者也。後世不識中、西異道，而尚中、西結合；[①]不識中、氣異道，而主氣、中一體，是皆不識原本，不知三者體用各别歟！

嗚呼！人生有界，好尚形質，以形質易見易知也。是故形、氣、神三者，言形質者，明而易；言氣化者，會以難；言神用者，悟而虚也。此所以西醫每責中醫爲迷信，中醫復笑氣醫爲“巫”騙也！其世人亦弗之信，亦蓋以形見而觀神用，不入其境，斷難首肯者。

氣醫之言生理，首當臟神，臟神主令，百體安和，一臟失神，病苦立生，是故臟神者，臟腑自主之小生，小生之自命也。小命之成大命，小命危，大命亦必不安，此病之所由來也。

稽中、西之所重，形與氣，尚形氣之診治，而氣醫之所重，氣與神，乃神氣之診治，是以氣治神鍼每以臟神、病氣爲診，而不尚其形也。夫臟之神氣者，臟腑之英，臟腑之靈也。形可以形知，神惟以神會，故臟神病氣之察，惟可神會氣覺，不可以形知形求也。嗟吾人生息有界，易著用於形物，故神會之能，多所退化，此所以要藉助夫氣道修真、特功神通歟！

伏惟臟腑之用，功者有三：一曰形用，二曰氣用，三曰神用。今三用合諸一能，是以凡諸有疾，形觀可異，氣觀可變，神觀益見其不常也。三者相因互果，“同病相憐”，“甘苦與共”，致一禦病，是乃成其陰陽形神之體用也。陰陽之道，陽者易變而陰者難移，神氣易動而形質難更，是故凡所羈疾，臟神先覺，臟氣次之，殆及臟器，病已成矣。中、西醫皆以功能失調易治，器質病變難治，此蓋實踐所悟，亦陽易而陰難之故也。是以診病之候，氣醫較中醫爲先，中醫復較西醫爲先也。今人不知此理，凡氣醫指言某處有疾，每令西醫復診，診每無異，遂乃笑斥妄診，及至日久病發，方乃驚異。然病至形罹，每爲壞病，誠不若及早施治也。故曰：

醫界而病家，一旦信用氣醫，諸多壞病，當不至燃眉乃急矣！而初可救者，當可從容救之。噫！人生形中而令即神，誠信之難，行之尤非易也。嗚呼！又何執著若斯乎！

夫心者，臟腑之先，然三家所見各異。兹舉一言之，以俟反三之知也。西醫曰心臟，指其爲輸運血液，維持循環之唧泵。中醫曰臟象，以爲五臟六腑之大主，而心主血、主思慮、主神明。氣醫曰臟神，爲形神之本，性源之根，主智慧、主明覺、主神用。觀三者各不相若，一尚形用言，一尚功用言，一尚神用言也。是神用、心力之用，中、西尚未徹見矣。

夫神者，神氣之主也，神用無方，故主乎四大五常，宰一身之否泰也，但明神用，則心力可持，心力之神，心量無窮，蓋有形有限，無象無量也。但明心量，神玅自生，此誠氣治之本，非形執者所能解也。

復就脈絡言，三家亦自不同，西醫之所主者，可見之動、静脈也，此尚形質言；中醫之所主者，可覺之經絡脈也，此尚氣化言；氣醫之所主者，可會之大内脈也，此尚神氣言。是西醫之脈實而可見，中醫之脈隱而可覺，氣醫之脈虛而可會也。三脈並存，此所以成其形神之玅用也夫！

略舉兩端，已知形神之異，則氣醫之生理，殆可則知矣。然此惟言生中之理也，其玅處猶難置信於醫界，况復生前之理、生後之理也哉！此所以難言矣。

校訂者注

①中、西醫之結合當先明乎其別，俾各揚其長而補其短，而非機械式地簡單結合，或一方强合另一方，以致削足適履，終乃貌合神離，更且廢其優長而成邯鄲學步。中醫與氣醫亦同此理。

病理因由論噬嗑章第二十七

稽夫人之有生，是必有病，蓋病之與安，邪之與正，常相對待，復常變相因，盛衰移易以也。究其致病之由，則之蓋三：

一者，先天之所具也。人之有生，百骸始全，然生有不完，形有不周，内脈通阻，彼此不類。是故滯於此者，後必患疾於此；阻於彼者，後必羈病於彼，此先天脈氣之不足也，是以病苦亦緣諸不足。人禀不同，致病各異，此殆有定數者也。是故氣治之診，常可預測，其理蓋本諸脈氣之不常也。

二者，後天之失養也。人之生身，皆禀形神，形神安和，百骸健旺；傷形損神，諸多不調，是爲後天失養也。後天失養則形神暗傷，傷於彼則病生於彼；損於此者，疾起於此，病緣傷損，因傷而異，此後天之失，故其病殆無定數者也。然傷損之失，每襲不足，但凡先天之不足者，易受傷損，此又無定之有定也。

三者，内外之受邪也。夫人生天地，寄養形神，外而寒暑，内而喜怒，氣有生殺，磁有邪正，内外相乘，百病由生。此有形無常，有生無常，落諸有界，難斷病苦者也。是以病之所起，非内即外，病之所生，内外相因，出諸無象，成諸有形也。

三者相因，互果致病，契即病理，緣由皆盡，然此病因之大論者也。

夫人之致病，因由多致，今之醫學，窮究不已，蓋洞明病由，則治法由之，是病理者，實治道之先機也。

致病之理，祖論不一，現代醫學則責之曰細菌，傳統醫學則責之曰邪氣，而氣治醫學則責之曰氛氛[①]。夫細菌者，可見之形邪，邪氣者，可感之氣邪，氛氛者，可覺之炁邪[②]也。炁者，較氣之空者也。嗚呼！細菌有形，故人皆首肯，邪氣有質，已見否肯不一，炁在氣外，非常人之可覺會，宜其爲人所否斥也。

人之識界，惟藉於陰六根，其可即者，抑皆六識之內，凡其六識之外者，縱或應在，亦難應覺，此覺感之囿，非關客有之存也。緣今世物質昌明，科學行世，時人遂以覺感不得者，歸諸迷信，一逢“子虛烏有”，便爾否斥，誠不知吾人六識之用猶未盡能，而況於他識哉！是故欲今人信於氛氛之存，炁界之在，除修入門來，自具覺能，誠別無他途矣。

人生天地，賴乎氣交，氣之有在，自成對待，有質無空，則之蓋三：

一曰有之氣界，二曰無之炁界，三曰空之㢸界[③]，氣存虛有；炁存無有；㢸存空有也。

氣者，有質有象，有實有感之存也；炁者，無質無象，無實有覺之在也；㢸者，無無之無，空空有應之充也。是以氣界易知，炁界難覺，㢸界尤難會矣！

夫氣本非實，不若物質，今復則之以三，宜其無世言之可言，世識之可喻也。氣別三界，道分邪正，人薄其邪，感應成疾，是乃形變易見，氣變易知，炁變難覺，㢸變難會也。

吾人口身之交者，氣界之空氣也。氣感之交者，炁界之磁氣也。神應之交者，㢸界之靈氣也。三界俱在，感知者，當信余言不謬也。天地以氣生，人身以氣成，天地以有，人身以具；天地以變，人身以應；人身有變，天地之氣以應，皆賴夫一氣之周轉也。一氣以生，二氣自立，三氣乃成，大氣之道也。是以人之道者，交其剛正之泰炁[④]；體之健者，交其常正之氤氳；身之衰者，感其變邪之氛氛。外感以因，内應以成，内磁外引，各致其道，乃成其道俗、病安、生殺之反成道也。以故氣也者，誠天地之司命，人身之命蒂也。

稽夫三氣之致病，氣界以口身之感，内邪外氣之相招也；炁界以磁場之印，内場外邪之相引也；劲界以神應之移，内靈外邪之相乖也。一氣受邪，三氣漸應，正盛則安，邪盛則病，故曰：

三氣彌布，透貫有無，一氣化三，本無正邪。邪感則邪，正應則正。邪則殺象，正則生象。明於邪正，氣道自明。

夫氣之彌空，本自混然，邪非其邪，正非其正。一旦應變，邪正乃分。邪正既判，氣乃異應，應亦無常，隨應有變。是以邪之中正，隨正而正；正之入邪，隨邪而邪；邪之引邪，同類相引也；正之攻邪，異類相斥也，此蓋正邪反成之道，殆亦病治之理也。故凡氛邪之中人也，必其人身之有乖，外内相引，氛邪乃得依引場而附。邪氣以入，正氣以攻，正邪交争，病竄脹裂，斯乃成其病痛，是凡痛楚，邪逆必沖，氛戾必盛也。夫氛之爲患，氛必羈病，是以凡病必見，凡痛必有也。若病減則氛少，病安則氛去，無病見氛，病必潛生，是氛者，實邪病之源由矣。

夫氣者，彌漫六虚，貫透萬有，氣之邪正，何以各就其邪正耶？曰：引力之氣場然也。人身之有引力，亦猶天地之有引力，是所謂磁場也。人身之有場，自與氣血繫關，氣血之聚，場氣亦聚，引力增大。是故正旺邪聚，磁引巨增，内外之氣歸之，邪正分肇，自得天然也。

夫天爲陽，地爲陰。陽之性，予也；陰之性，受也。予者斥拒，受者爰引。更且陰中有陽，陽中有陰，陰陽變易，引斥交復之變，升降場移之易，由是而生焉。人體天地之變，復循自身邪正之易，是天人變易之道，交相引斥，乃有夫正邪盛衰之諸多變化矣。

氣行天地，賴天地與諸萬有之氣場斥引，交相變换，周循起復，自然而然，莫行其行；周流八極，貫徹形神，融透三極，起復凡有，是無而非氣也。人爲三才之本，氣繫天地，應合而生，是健旺衰病，生死横夭，莫不由此一氣之即，一氣之成矣。是故邪之所即，肇源天地，邪氣之蓄，儲乎天地，邪氣之出，引乎天地也。然天者陽也，陽者主生；地者陰也，陰者主殺。是故天主其正，地主其邪，是邪氣多就陰於大地也。夫天資以生升，地濟以藏歸，正之所生，必始之天，邪之所復，必終之地。然生中含殺，殺中含生，生殺邪正，陰陽反成，是故邪氣之即，常蘊於空，正氣之即，常集乎地也。嗚呼！人之生生，天覆地載，乾父坤母，皇天后土，惟知夫坤后之沐恩，絶不知夫坤母之陰害，斯大地者，誠儲發氕氛邪戾之博庫也。常時釋諸乖戾，毒害生靈，滅亡萬物，噫！亦忍之甚矣。先師〈玄一〉先生嘗云：

“地場者，邪之源本，罹疾之根因也。”

但知氕場邪氣之源於地場爲患，便知夫吾人自身之邪氣氕場，亦復相與爲患也。人，一小天地也。可受氕，亦可生氕；可出邪，自可傳邪；可成戾，亦可正戾。萬有相因，寄周天地，自然往復，因場而異，此蓋病疾之所由生，氕邪之所由成也。故曰：

明識三才，人乃至靈；明辨三氣，道契至真！

蓋明其致病之所由，則防在其中，治在其中，診在其中，法在其中也。是以應調邪正，氣治至精，不知邪正，是爲妄行也。

注　釋

①氕氛，道門“七步塵技”炁道門中之常用傳統氣名，法本相傳，以至來今。氕，音機，查係气之古文，出梁之《玉篇》。氛，音汾，見字書。氕氛皆邪氣之稱名。

②灬邪，“七步塵技”炁道門及道門常用之傳統氣界名，法本傳承。灬，音薄，似從力，火聲。此字四點水隱含水火兩象，意指因水火陰陽交成之隱存者。其以力者，覺之而不可得也。故灬較氣爲虛，氣爲有質，灬則無形，即氣之虛化境也。灬具正邪之别，表氣之無真界，向爲

道門秘承慣用。炁字出處，尚未考見。

③砆界，道門秘承之專用氣界名。砆，較炁更空，故道門有“氣言有，炁言無，砆言空”，即氣之空真境識也。法本傳承。砆，音孔，似從力，弓聲，孔者，空（入聲）也，一無所著也。字出處失考，疑出上古字書。

按道門傳承法本中，異體、變體、通假、錯會之衍字甚多，筆者手頭失考者，約有二十餘字之多，去其明顯筆誤者，尚存十數字，今且表其音義，以俟方家。

④泰烋，道門及“七步塵技”炁道門常用之傳統氣名。泰，易之地天卦，蓋天地之交氣也。烋，原書作烾，意指水火之交氣。烾，音合，似從水火音，出處不可考，殆上古字書之脫文歟?

炁道診法論震章第二十八

炁道者，“七步塵技”炁道門之治炁之道也。治炁之道，約之蓋三，一曰煉炁，二曰用炁，三曰修合，即之惟煉用、修合兩端，歸諸玅證一炁耳。一炁而三，體用蓋一，是爲炁道也。

炁道診治之用，其蓋用氣之類乎。炁而曰用，即之亦三：一曰功修，二曰病治，三曰法術是也。氣治鍼治，蓋病治之用矣。

稽及氣治之言診，蓋三氣之即也。其氣界者感之，炁界者覺之，劤界者會之。感以形，炁以氣，劤以神也。

原夫人之六識，本相根應，一體六用，歸則一靈，是故觸之可即，聽聞如之，玅用在人，變應一理而已。釋家《楞嚴經》倡“六根互用”，蓋亦知夫六識本諸一神，一神變分六識也。第因人之陰六根物化，體用應别，久乃定則，若以化之，則陰六根亦可變移。故氣診之道，六根互用可，一根用通可，數根混用可，但得其神，玅用自出矣。然六根之用，不離其識，一根之通，不離其神，但凡根通，無不臻玅矣。是以視通之能，察象之變；聽通之能，聞音之異；聞通之能，嗅香之乖；嘗通之能，品味之咎；觸通之能，覺感之戾；識通之能，辨邪之亂也。六根得一，通則自神，應診三氣之異，自知夫微甚之疾苦也。是曰：

修契六根，還原返本，止陰復陽，神用自生。一根通徹，六識通神！一靈玅用，三氣應根。徹悟玅諦，萬法由心。

氣診之道，蓋盡於此也。

炁道治法論益章第二十九

夫炁道治法者，“七步塵技”炁道門之治道也。治本無道，因人立道，人行其道，是乃有道，斯道者，亦權宜之稱也。

炁道之治，耑主病苦，病苦之患，繫乎三氣，是故氣治之道者，以三氣爲治之道也。

稽夫氣治，治非以氣，因氣立名，蓋因沿乎古，就俗乎今之權宜矣。今人但聞氣治，便言空氣，人以氣治，便思呼吸，於是乎喘呼喝吸，蓄氣鼓息，手以扇風，身以作勢，不知氣之爲氣，名氣之假稱也。原氣治不落有象，氣道益進，便益臻其無，爲氣治者，其究心焉！

氣治之理，肇乎先機，但明生理、病理，則治理自存乎其中也。明於氣治，則氣鍼之理，亦自可則而明焉。

稽病所因，三氣之邪變也，故施治之則，一以化三：一者，正邪也；三者，一曰驅散氛邪，二曰正易病場，三曰變易邪氣也。三者之用，相因互果，故氛散則場正，場正則邪易，邪易則氣正而復也。

三者之用，功在切合，因人因病，本無高下。然運用之間，功候有別，是以驅氛之治，初功之用也；正場之治，中功之用也；變氣之治，上功之用也。能於上功，則中下如之，惟能下工，則中上力所難及。是故氣治之效，關乎醫者功力，功力不濟，治亦不偕，歸罪於氣，氣治其何負焉！

然此品階之分，亦相對言之也。即下乘驅氛之功，若能心力有加，

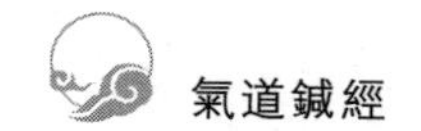

得氣應手，布運氛盡，須臾竟功，則善乎氣治之爲道，亦爲上工也。蓋擅專去氛，亦氣治中神工上道之所爲也。故曰：

道無高下，法無定法，精者自玅，玅者自神也。

驅氛以祛挐氛氛之邪爲則，氛之所在，病之所在，診之所在，亦治之所在也。是故氣治之道，理法一貫，診治一用已！

氛邪若去，病埸漸移，是乃邪去而疾減，疾減而病苦立失也。故凡罹苦痛之疾，去氛未幾，痛勢必遜，去氛越速，苦痛釋然，是氛邪者，誠病痛之根因也。故曰：

診以氛先，治以氛首，挈得氛頭，便是聖手！

去氛挈氛之法，貫諸氣之三階，氣界顯之，炁界隱之，気界因之。顯者可觸，隱者可覺，因者可會。氛其爲邪，邪則非邪，不同氣階，感之不一。邪非必去，正非必留，緣亂本非亂，治即非治，明於氣本一氣，道其至矣。

明道之方，知調逆順，邪者爲逆，正者爲順。逆者爲變，順者爲常，常變之則，自爲對待。是以因之爲上，和乃次之，調之、驅之，復其邪正，治之下也。故曰：

因氣之道，必通三極，調氣之方，必契兩儀，驅氛之法，但明邪正。深者見深，淺者見淺，契和病機，遂治不違也。

法本無法，因治而法，治本無則，因機而則；法法無定，機無不合，法法有定，合必有違。故曰：

無爲之治尚機，有爲之治尚法；尚機者無法，尚法者無機！尚機者機無不合，自然以合；尚法者法合則合，使然之合也。是故至治之道，命曰合機；合機之道，名曰自然歟！

夫自然之道得，三才之道順。蓋自然之然，自得天然；使然之然，惟得其然。然有其然，必有非然，是以天道自周，人道難周也。先師〈玄一〉先生嘗云：

“治以法天道者上，法人道次之。貪欲欺心，執小術以轉大業，此畜道之迷爲，下之下者也。”

觀於是，則“道法自然”之者，非但修爲，亦在治道也已！明於自然使然之理，則氣治之爲道，豈復有餘蘊哉！後世但知求法，誠逐其末而忘其本歟！

雖然，其末道小術亦不可廢斥，無小何以悟大，無術復何以見道耶？此道門“七步塵技”斯有以傳歟！〈玄一〉先師嘗教云：

“凡解病痛，驅氛爲先。驅氛之法，古有傳焉。觀夫‘七步塵技’炁道門之載，炁法列有大法三十有六，小術七十有二，附法、變法、衍法、化法，復百餘種，法殆備矣。後世縱或孳衍，亦萬變不離其宗也。其‘大小乾坤印’‘陰陽移形法’‘水火二龍丹’等皆上法也。‘吹氣神珠’‘仙人摘桃’‘拿雲捉月’‘隔岸觀火’‘火罩神功’‘醉羅漢’等法，皆常用之善法也。其‘大力神隱手’者，不可輕傳，恐挾技傷人於無形也。其‘神鍼’之上階，亦如是，恐誤傳匪人矣。至若‘咒道門’之所謂‘咒釘法’‘移花接木’‘李代桃僵’‘含吐法’等雖皆神異，然皆江湖常法，知之可也。”

原夫法者，道之子也。生之一法，則對而爲二，二外有三，三五衍變，至於無窮。故學法之道，貴乎挈綱，但得綱要，萬法由心，看似紛華，實則一法而已。欲得綱要，首須明道，明於其道，便契其理，理之在握，法其無蘊；若直欲即法，則法法無定，法法無窮，法海渺渺，“苦海無邊”矣！〈佛〉之所以絮絮於是，其爲先輩之諄諄於斯矣！

夫學道忘法，法在其中；習法忘道，道其益遠。故法者，荃也，道者，魚也，當得魚而忘荃，勿執荃而忘魚也。然道，每始於法何？

原夫診治之法，皆因功而授，得者自知。功之不及，得法無驗。故氣治之道，當以修尚爲先也。夫功者，心之所習，心之所行也。但契心要，致邪爲之，則法法自在，法自心生，法自治出，神鍼之治道，又奚能出此哉？

原夫氣治者，神治之道也。然氣治猶尚氣之邪正，故與真神治異道，是以凡所言神治，非專指神治，乃氣治之尚於神也。

形治尚形，氣治尚氣，神治尚神，言其分也。原夫形神之間，本所對待，形中含神，神中含形。故氣治之以意氣，然意氣以應形，陽中有陰也；而形治以鍼藥，鍼藥以應氣，是陰中有陽也。是氣之應形，神之合形也；鍼之應氣，形之合神也。神氣相應則治，相逆則亂，此形神相須、相成之道也，故曰：

明於形神之對待，自不致以氣輕醫，以醫輕氣也。是以明於形神之同，則知之以異；明於氣、醫之同，則用之以同也。故了於氣治，自不悖於形治，蓋形之易，氣之難也。先師〈玄一〉先生有云：

"善布氣測氛者，易會疾苦之所以然，以此而印諸醫，立見醫論之短長，時醫不知此理，致道乃不完，惜哉！"

氣、醫有別，道則同歸，論其短長，則彼此互補。蓋醫而落諸實則執泥，氣而浮之虛則飄忽，執泥則拘而不化，飄忽則泛而不實，是故**醫易著象，氣易忘形**也。若言診病原委，則疾苦之微，氣治殆可洞悉無遺，誠醫家所難企矣。故曰氣之診治機其先，醫之診治機其後也。

嗚呼！氣、醫異道，醫則一矣；形、神異用，治則一矣。形出則神，神入則形，與其因於見也，何不翻過牆去？詩云：

山窮水復疑無路，柳暗花明又一村！

醫之而氣，氣之而醫，皆如是否？

鍼道心法論屯章第三十

明於炁道，治法在焉！明於治道，鍼法在焉！故鍼治者，氣治之類也。

且夫鍼法者，心法也。何者？神鍼者，一炁也。一炁之用者，神用之爲也。神用之爲者，心力之爲也。故曰：

玅如神鍼，萬法歸真，神變無法，繫乎一心也。

夫心者，人能之所本，大道之所根，萬法之所依，一靈之獨歸也。心之所至，抑能之所至，功用之所至，是以詡其神用焉。

或曰：心之有能，其惟思否？思而有能，未之聞也。今觀於吾人之思，念之所至，意之所到，而物不爲之移，事不爲之變，其心何爲可用哉？曰：意念之思，非吾人之心，尤非道也。常人以識爲心，欲即神用，謬矣。

原夫神變之用，源於一心之即。心爲之體，神爲之用，意爲之使，念爲之導。殆心神專致，心力獨臻，然後炁乃應之以爲功。是故思念浮翩，斷非心力，且有礙於心力之擅能也。

稽夫吾人一時之浮意沉念，原是飄忽無定，起承轉合，斯則心宫之浮雲而已。雲浮霧迷，意動念生，隨境遷化，百怪千幻，起伏無已，層出不窮，是雖勢若潮涌，然涣漫無勢。雖能蔽天，然稀鬆無聚，是之爲心，焉生心力？又奚能爲用、爲功哉！故太極門有云：

意念非道，一性是真，不識自心，焉用其神？

故意者，心之凡用；神者，心之聖用也。原夫人之思念，本浮滑不實，方欲集念，意已妄動，心力未應，念已他馳，意動念浮，反耗神思，神思日耗，心力日竭，應凡用尚是不周，何濟聖用也？是故凡思難繫心力，精神不專，難臻功用也。

此理易明，奈人之不悟。夫形神之用，本相對待，形可移神，神亦可易形，易之與否，殆觀夫神之力也。夫神用必得專致，始乃有力，形用又豈例外？若發力之人，倘令其同發多力，則必因力之不專而無功，形其如是，况於浮用不定之心力否？先師〈玄一〉先生嘗教云：

"志慮不專，本人心之常，惟以其常也，故習焉不察，心繫於思，思用於凡，是以爲常人也。夫凡心雲起，思念自彌，使吾人日夜無能休止，一如沉酣夢中，不惟無心力之養積，抑亦無大道之證悟，良可怴矣！"

旨哉言乎！夫雜念縈縈，日夜耗散，逸漫不收，積重難返，此可言道，世人何而不可？嗚呼！世人不見自心，自難識於心力之在。不知心力，又焉能生諸信心？不信心力，焉能恒持修習而用諸心力？不知不用，焉能會得？故世上但知形上用力，而皆不知心上用力，更有視心力爲迷信者，噫！亦愚也。夫人爲形神對待之體，用肇形神兩端，形之有力，心豈無力？惟是心念不專，自其難御，此蓋不悟心體之在，故難能本用之得也。

或曰：心力之有，殆可信矣，然心力將何以用？何以修也？曰：心力之用，修用一體，但能即修，便得即用；但得即用，修益知矣。

修心之道，質言之，去俗就聖而已。何者爲俗？凡思塵累是也。何者爲聖？心不妄動是也。夫心不妄動則心耗日減而心力日增，心力聚增則蓄久得勢，是以一旦勃發，是必驚人。亦猶人之體力，休養得宜，積而發之，勢必異常，形神之用，理致一矣。

夫形力之用，練之與休，可相濟佐，無練則力不加，無休則力用竭；心之爲用，亦同於此理，故心力之修，亦需修、休並致，休用並施矣。明於此理，則修心之後天道，盡於此耶！然人之尚形而易著於物，是故練形力易，修心力難，蓋吾人形上無負，心上有縛矣！是乃中華禪學，首重解其心縛，以脱羈絆，方可修證自心。咄！亦難也。

或曰：心之有力，自與形力不同，何以識之？何以量之？曰：心力之識，自心之明矣。但能去諸絆念，則自心明現，抑或識見，捨此誠無他途也。然自心即見，亦難言象，蓋言象者，是必落諸世間對待，有界六識也。

心力之量，其無量可量否？憶〈玄一〉先師云：

“吾身有形，故形力有限；吾心無象，必心力無量。但能證得本來，自知太極一體。太之極者，其無量乎！”

奥乎哉言也。吾人見欲念而不見自心，自亦難稱其心量之廣大也。

人之有生，形神對待，形中有神，則神中自必有形。是心之爲物，必自爲對待，殆形神有無，自必大備也。心備形神，則兩儀自立，宜其神用一體，容乎萬有也。是自心不獨偕外形之思念，抑亦有夫心量之實相功用歟！是故心力也者，言其神用可，言其神中之形用自無不可。殆心而有力，念動物移，豈無形質之能變也歟？嗚呼！人但知形與神對，詎不知神之對，豈得無自爲之對待哉！

稽夫神鍼，其爲神耶？其爲形耶？殆形神之兼備矣。是以言其有，則無象，言其無，則有能，此蓋神界之形神玅合體歟？但明形神之對立而同一，則神鍼之神，今之醫界，殆可接受否？不爾，自必以“迷信”“唯心”“心理作用”視之矣！

或曰：何如即神鍼耶？曰：未即神鍼，先即心力，未即心力，先戒妄動！夫意念繫心爲引，念動則心自動，心動則耗力，耗力則神涣，力消炁散，何以即神鍼耶？是以先師〈玄一〉先生乃云：

“風雲蔽日，日昃無威，凸鏡聚光，灼刺如焫！”

日芒一聚，如鍼如灼，其如心念之專一乎！是以神鍼心法，首重治心，治心之法，首在主心，心意能主，自不妄動，久之則一意歸真，意凝心固，神凝炁固，心力致一，斯可望其有成也。心力爲一，心動則念致，神用之際，真心乃見。真心出，炁自歸之，神炁合一，則神鍼有緒也。故曰：

真心顯用，心力即之；心力顯用，神炁應之；神炁顯用，神鍼存之。自無而有，道之常也。

是故明於心道，鍼道畢矣；明於鍼道，心道開矣！

欲即神鍼而期大道者，其究心焉！

鍼道氣法論頤章第三十一

神鍼之道，神炁之道，神炁之用，心之所之。心之用也，氣必應之，是故氣之爲法，亦鍼法之要道也。

夫氣之爲象，介乎形神，共相爲用，理肇陰陽。故氣之進與陽，則化之幾與無，退之入與陰，則變之乃爲有，是以言其爲陽則無其象，言其爲陰則無其形也。是氣也者，殆陰陽之樞紐，有無之轉輸也。〈玄一〉先師有云：

"氣之爲象，中道陰陽，是以爲萬有之先源，一無之始歸也。是故氣之變化，大道之象，氣之體用，大法之行也。"

先師剖其象蓋五，可列如下式：

無——劤——炁——氣——霧——露——有

是爲氣之體用五界，有無之變也。人應五界之氣以生，故人生氣中，不知有氣也。是以氣之陰形可質感而知，至其化變至陽，則感之不得，覺之不可也。

何以故？曰：人之所以能感覺者，惟藉夫眼、耳、鼻、舌、身、意之六根六識也。緣人生有界，是六識雖具陰陽，然陰用易長，陽用易退，是以感其陰質之存在易，覺其陽氣之存在難也。是故欲以陰識而即陽氣，一猶人耳之聞無綫電波，宜其耳爲波透而一無所聞矣。以是因故，常人欲即氛氣炁邪，其可得否？

然則何如而可即耶？曰：陰識者，陰感之識也；陽識者，陽覺之識也。是陰識不能覺陽，覺陽惟賴陽識之復也。故曰：

爲氣之道，先復陽能，欲復陽能，先静陰用，用進於陽，乃至於無，無而以空，氣法乃成也。是故氣法也者，誠修無之道也。

然則即氣之法，落諸有界，是必成其對待道也，夫氣之所感，肇端陽之六識，其陰識亦必相與也。蓋人之有識，原諸一知，一知以具，始肇陰陽，故陰陽二識，反成相對，體用相因，陰具陽用，陽具陰能，第分而爲其六用，然挈領爲其一體，本乎一神而已。是以神之所即，六根之用可互，兩儀之體可變歟。故神之就於陰識而作陽用者，陰根亦具陽能；神之就於陽識而作陰用者，陽根亦可陰用，以成其有界對待流行之化生道也。故曰：

陰陽二識，本乎一知，著於陽境則陽用，著於陰境則陰用也。進而著於無境則無用，著於空境則空用，入之則有，出之則無，因境而變，有界之規也。

明於識根之體用，則五界之氣，皆可與而知之，氣道之法，並可即之而完其體用矣。

夫五氣之即，實用存乎三界，即氣界、炁界、劲界也。玅用存乎二機，即有界、無界也。氣界之感，以有無爲法，九根中以前五根爲用，以有象爲與矣。炁界之覺，以無無爲法，九根中以九根爲用，以無象爲則矣。劲界之會，以空無爲法，九根中以後五根爲用，以無有爲道矣。氣之有界，其用存乎移易；氣之無界，其體存乎化變。移易者，有象之移易，故此無彼有，有有相化也。化變者，無形之變化，故此無彼無，無無相移也。然有中含無，無中蕴有，有無相化，復臻無有。是以此有彼有者，乃能此無彼無；此無彼無者，乃肇此有彼有。有無本諸業境，無有緣諸時空，殆虚中其實，真本於幻之有無道也。故曰：

即氣之法，尚乎有無，有無之有，是乃真有。真有之有，是乃非有也。

夫非有之有，因有而有，是以境有則有，境無則無，時空之成，緣業之因，了破諸執，是乃道根。明於有無，則有無皆空也。

嗚呼！凡執之執，多落泥執，執氣爲有，是即非執，非執之執，是爲死執。凡執死執，氣法敗執，敗執治氣，終非究竟，初治欣欣，終則憂憂，氣治而是，亦氣道之下乘也。

是執非執，有無俱執，執諸有無，是皆無執。無執而執，是名爲執，名執之執，是乃真執，真執之執，是真無執也。凡諸有執，落諸敗執，凡諸無執，是乃勝執。勝執治氣，活法圓機，氣治而是，則上乘之道也。故曰：

凡言有氣，是非氣法，凡言無氣，非是氣法，言氣有無，難即氣法，有無觀氣，是乃氣法也。

吁哉！氣之爲道，有無之道，氣之究竟，出有入無，但明氣之所以，則氣道在兹，氣法在兹，氣用亦復在兹矣。欲即氣法，要在不落常識，是以不信有氣，篤信有氣，信其氣之有無變移，是皆世法。世法者，非法也。故曰：

能别非法，是乃得法，若乃得法，便是非法也。明於非法，便掣氣法也。

鍼道神法論復章第三十二

夫炁鍼者，炁之心，心之神，神之穎也。是曰：

神鍼、神鍼，離神無鍼矣！

〈玄一〉先師云：

“神鍼之道，全神爲寶，性契其靈，神即其要，但能入神，頃刻功成！”

是故神鍼之修，神炁之修，明於其神，易即難入，入易者難，入難則易，入氣者易，即鍼者難。但會其神，須臾之間。難者神難，易者氣易，即氣作炁，神鍼虛名。是故了悟其神，便知神鍼，了見其神，便覺神鍼，了契其神，便得神鍼也。淺者用淺，深者用深，至者見至，真者見真也。

神鍼之神，習深始神，氣以化炁，首契機神！玅用無羈，天地至精！是故不知神鍼，難信其神；不入其門，不知其神；入得堂奥，益知其神；出得其道，真知其神。神乎神，不知鍼，覺知鍼，不見神，神鍼之神也。故曰：

神鍼之真，毋忘其神！神之爲用，契靈至真。

神之爲應，修養蓋五：

一曰養，養者，蓄也。凡人神思久耗，念浪意涌，神氣耗散，御心無力，故神不爲用。是以致用之道，先須養之。養神之道，寧心爲要，念不妄動，神氣蓄積，久之自然神旺而復。養而無虧，方言有覺，覺而有知，方言煉用也。

二曰煉，煉者，修也。養之神旺，氣應有待，期可煉之。煉神之道，聚心爲先，心意專致，神不外馳，久之則神凝一點，心力聚出，若日光之聚凸鏡，集光生火，自有威也。必煉聚純熟，心聚神凝，炁合光生，方言出穎也。

三曰穎，穎者，芒也。神聚炅炁集於一點，久之自然若日光之化火。神炁生光出鋒，隱隱有灼刺之真，是爲炁聚爲鍼之候也。神炁出穎，更當聚神潔念，專致心力，漸習吞吐。吞吐之際，以炁爲之，吞者收穎，吐者出芒，鋒光俱見，神炁佳矣。出芒有持，應心即意，始可言用，用者，試穎之煉也。先師〈玄一〉先生教云：

“出穎之修，先即凝光，神靈炁應，一點映金。待得光透隱芒，始乃存思蓄念，並力出之。力者，心力也。出穎有勢，吞吐熟純，方可試用。若用之過早，若新刃嫩鋒，必遭挫折。莫謂無形之炁，任可輕忽矣。”

誠者教乎！先師昔年煉炁出穎，緣煉用過早，致鋒穎挫折，幾功虧一簣，且至後功力不完。此所諄教，殆前車之鑒，金玉良言矣。

出穎之處，六根皆是，然意根爲先，但得意根之通，自是無處不可也。意根凝至，次爲觸，次爲目，能得二根合一，三根致一，則自可變用無方也。然初習之際，其宜定根，若易移不定，則萬難純熟，此又不可不知慎者也。

四曰用，用者，行也。聚神出穎，穎鋒漸剛，斯可初試鋒芒。然用之者，正所以煉鋒也。用之習之，其穎由嫩漸老，由老而剛，自然形神俱玅，與道合真矣。凡用，不可率竭神守，以免暴劫心力，頓遭失穎之禍。其或不失，亦必因竭心力神炁而失棹，手足無所措，心念無所著，若舟行浪海，無岸可歸也。至此則事倍功半，難言其成也。是以初試之際，無忘其慎！若其初用可即，漸而至熟可，方言其變。

五曰變，變者，化也。言穎鋒純熟，自覺脱穎而出，光華内透，隱隱逼人。復習用久久，逼其神穎見鍼，光聚芒透。已而吞吐自然，隱顯自如，長短大小，惟玅於心，臻於此境，自然應變無方，玅出天然矣。斯者，神鍼之初修成矣。初修猶未即神之正覺，猶非神之可企，是以還當精進也。此惟修神大約，輔其修矣。

修神之行，念最難制。〈玄一〉先師教下云：

“人孰無念，埒若草木？然心不爲念，六識無依，心若生念，六神難主，是以心不妄動，行之匪易也。故〈而清〉祖師遺訓教云：

‘念役心則凡，心役念則聖！’

知役心力，道乃通神！”

旨哉斯教乎！道其至易，行之至難耶！

稽夫吾人之心，半自有在，易即難役。心非無力，神非無用，奈神力之不即，遂隨念而散矣。夫聖者之心，亦同凡心，然心不妄動，故心動則炁到力隨，動則若雷霆也。凡者之心，本同聖者，只爲心念妄動，故動則意到念隨，故動則如風雲也。嗚呼！意者，人之所共有；力者，人之所不能。其凡者，必以形爲力；聖者，多以心爲力。夫凡力者，器力也；聖力者，神力也。是故**以形御物者凡，以心御物者聖**，凡聖之用，其形神對待間乎！

夫神用之道，繫乎心力，心力以養爲煉，以煉爲養，殆即煉即養，非養非煉，煉養相因，養煉一體，反成一道，神炁自佳耳。

明之其去，先即其來，但即其來，自御其去，凡聖之道，惟此去來間耳。明其欲以動，先不予動；明其欲以力，先不予力，方始極則反成，無中生有，積涓成流，聚流歸海矣！是以以心即一念則易，以心即念念者難，以念蔽心者易，以念明心者難矣。故曰：

以意即道，則道日遐；以心即道，則道日邇，遠隔萬里，近即心田，此所以爲道也。

夫無心求心，乃得其心；起心求心，反患道身！故道若欲即則不周，道若心印則自全，是道非欲念之可載也。是以意度之則悖，心悟之則正，若斤斤於言語文字中思索之，則失之遠矣！道惟心領，道貴神契，治神之行，奚可或失！是曰：

神也者，神乎哉！其道之所始，道之所終，道之所成，道之所敗，道之所本，道之所臻歟？欲即大道而之神鍼者，其當體知以行焉！噫！

形中神，神中道，道中者歸耶！

鍼經師巽道部
之五

道門氣法論垢章第三十三

夫氣者，太極之所本歟？有極之所根歟！觀其浮游八極，沉淫三才，横貫萬有，縱彌三界，誠有無之中樞耶！是以道門之尚，初、中二階，不離於氣也。然氣者，非氣，是名爲氣也。以其有氣，是以無氣，以其究無，是乃非無也。是以道之爲言，體也；氣之爲言，用也。明其體用之道，則氣之體用，亦自不難明矣。

前哲言氣有先後天之别，先天無象，强爲之稱；後天有感，勉爲之名。是以名先天者，曰元氣。元者，首也，言其先也。稱後天者，曰大氣。大者，博也，言其廣也。後天之氣，肇乎陰陽，是故天氣、地氣，概乎三才萬有，而邪正清濁，浮沉隱顯，精粗靈昧，有即空無，亦無不備矣。故曰：

先天一無，後天萬有，原本一氣，成諸無有！無有、無有，無中之有兮！

是氣者，空中之實也，本以無生，是乃無實；源諸有起，是乃有在，是以横接無有，縱繫形神，透徹元虚，衡彌時空，上無以知其始，下無以度其終，所謂莫知其紀，莫知所以者也。吾人欲窮索而即知之，不亦難乎！

夫人之解物也，繫乎六識，六識之知感也，基諸直覺，覺之猶不得者，則以意會。然意會之域，仍不離乎覺知之界，是以人之知解，實窄之甚矣。欲以有限之感，覺其無涯之氣類，其可得否？是吾人終難知解於氣矣。

且吾人之所格知，猶有僻也，每好以已知之識析解未知之事，以已悟之理釋證未諳之情，復好以實事而度其虛理，好以形界而會其神界。是以聖之所見，凡之不解，明者所崇，昧者不信，故氣道難即，氣法難言也。

道門之氣，向分三界，有者氣界，無者炁界，空者劤界，三界相因，變化移易，是括其有無而言也。故凡所言，其感之、覺之、會之，莫不備矣。或猶未能盡氣之大類也。

竊觀道門言氣，名凡數十，義則有無，今舉其常，以觀其變，氣法之大約，殆可得也。其曰顯氣者，風氣雲氣也；隱氣者，天氣地氣也；浮氣者，浮陽之氣也；沉氣者，蘊陰之氣也。所言邪氣者，氛氛之類；正氣者，氤氲之類；清者，氣生於氲祥；濁者，氣出爲氛戾；精者天真之氚[①]，粗者塵環之氚[②]；靈明者，人之神氣；昧暗者，物之迷氣也。夫人具至聖至靈之氣，故與天地並立而爲三才也。人有靈氣，受之天地，天地之靈，是其源本，然與人便有先後之别，修真而不知即此，萬難契真矣。

爰將諸氣之名實，試述如次：

一曰泰氣。泰者，天地交場之融和氣也。天氣以升，陽以交陰，故下而左旋；地氣以降，陰以交陽，故上而右旋。交相融合，轉合兩儀，是名曰泰也。泰氣陰陽交融，自得天和，磁引强正，透轉乾坤，故爲即道即修之上品氣場。道門大修選地，即係覓測泰場之地結廬，以肇三才合真，俾外氣内交，靈氣自透也。

二曰否氣[③]。否者，天地不交之場氣也。天氣上而升，地氣下而降，天地氣隔不交，否塞不和，故氣乃不和，場乃無靈，乃爲否氣也。否氣阻竭生機，斷滅靈真，故道門修煉，最忌居此，故曰“死地”也。

竊觀天地之間，否氣多而泰氣少，是故“活地”難得也。然否泰之氣，常移易乎天地之間，故否久以極則泰，泰之以極則復否，常隨時空轉易，磁場更移，氣道變换也。是故否場斷非鬧市囂塵之必然，亦非窮山惡水之必有，其名山大刹，亦時有見，是不當作聖地觀，而落諸聖地之相執也。世人好重名而輕實，每喜訪居前聖潛修之所、成道之地，不知時空斗轉，磁氣已易，豈復是當年之境也？故曰：

修真先當擇地，擇地首當測氣也。

三曰氙氣。氙者，天陽清真之精氣也。陽氣之精者，曰氙；陽氣之粗者，曰浮，故氙爲乾陽之精，天日之華也。修真采煉之士，其功高者，采氙氣，其功下者，采浮陽，故浮陽易而氙精難，功非内脈大和者，斷難臻此矣。

天有氙精浮粗之别，人亦應之。故修而至氙氣之復者，爲真陽大還，修惟得其浮陽之盛者，爲虚陽小復。是乃修真之士皆欲覓其精氙之氣，以從合真道也。

四曰氰氣。氰者，地陰濁厚之滋氣也。陰氣之粹者，曰氰；陰氣之雜者，曰蘊，故氰爲坤陰之精，地月之英也。修真采煉之士，其功高者，采漬氰精以益真陰，功下者，采沉蘊，陰氣之濁者也。

氰氙之氣，精華自聚，流布天地，依靈就真。是以采覺之者，别有微徵，且需内脈通靈，陰陽氣歸者，方能躋及，蓋常見之采，其惟浮陽沉陰矣。氰氙之氣，濟補真元，是以氣治之善者，於祛氛戾之餘，當即氰氙之氣益之，是爲養真康復之道也。

五曰浮氣。浮者，泛諸天地萬有之浮陽氣機也。天地以此氣爲表，人物以此氣爲衛，浮捷滲透，周流内外，莫此爲甚，故曰陽氣之先也。夫氣之爲行，陰陽分肇，其浮滑者，曰浮陽，其沉著者，曰沉陰，内著爲陰，外浮爲陽，實混然之化分，一氣之流周也。故浮陽之用，初功修爲，意氣導引，脈氣循運，察氣診治，無不藉此一氣也。然浮陽沉陰，陰陽之粗雜者，故修之難言究竟，得之亦非有功也。

六曰蘊氣。蘊者，著諸天地萬有内守之沉陰氣也。天地以此氣爲裏，人物以此氣爲營，含融沉著，潛移隱化，以此爲最，故曰陰氣之先也。人身陰陽一氣，若雲水之相肇，蒸而爲氣則雲，凝而爲露則雨，故動運以陽，静凝以陰，相化變易，存其對待之交。然此氣皆落後天之象，後天之機，欲以是而即道真，了不可得。是之爲通形之内外，修契功之初表，非道行之即也。

七曰靈氣。靈者，天然智慧之神炁也。原夫天地之肇生也，本先契一靈，設無此靈，天地之萬有，其無識歟？惟此靈肇機，化育萬有，是乃肇開生物之有知有識。是故天地靈明之知，即先天聖智也；生物靈明之識，後天凡智也。後天返先天者聖，先天轉後天者凡，所以修真之士，常孜孜企求於此矣。此靈潛行天地，周運六虚，因引而附，因斥而離，爲萬物初生啓竇、萬靈開慧之啓鑰，修士接之，自然心性明徹，豁然開朗，智慧無礙，玅透三極，莫知其所以，更莫知其所以然。然一靈之歸，惟藉靈靈之引，俟諸大覺之人也。間有道高德重之人，復值三才氣合之際，忽然慧性洞明，靈場引真，或有偶一之遇。一旦合靈，自然玅達，心量無涯，自得天真，道門隱語謂之透“慧明關”，即明慧達聖之臻也。然透靈有小透、大透、徹透之别，是即小成、大成、了道之謂歟！

八曰昧氣。昧者，迷貪執固之生氣也。天地無私，是乃無欲；生物有私，是乃有欲，欲之爲貪，貪之乃執，昧氣生矣。然物若無私，何以生計？是故物物之私，乃成其物物之生，是故昧氣又爲生生之本，後天之生氣也。此氣爲人物之所共有，然天地無生，是亦無之。此氣流布萬物之中，初功即之，便入迷蒙，貪嗔暴起，心如欲澗，就道日難也。今之氣道修士，稍涉道行，便逐名利，其非昧氣之觸乎？

九曰祥氣。祥者，三才之吉順氣也。天道之行，自成順逆，順者曰祥，逆者曰戾。順者，和暢之禎；逆者，肆厥之咎。感應萬物，暗挈形神，天地興廢之情見也。

十曰戾氣。戾者，三才乖戾之逆氣也，事理物情，功境病安，應人無覺，行中有感，言其有則無象，言其無則有臻。感之者損運害道，蹇事晦行，道門指言乖戾，測之有覺，此趨吉避凶之説，有以來也。

按祥戾之氣，殆亦智迷之氣也。人之行事順逆，智慮高下，與自氣有關，客氣有干，抑亦人體功能之順逆和違也。

十一曰氖氣[④]。氖者，三才萬有之健旺氣也。氣非陰非陽，至柔至剛，禀天地之和，陰陽之順，得之者，自然生復健旺，誠陽旺開泰之機，病癒道長之象，是所謂正大之氣也。

十二曰氛氣，氛者，三才萬有之病衰氣也。氛氣非陰非陽，至賊至害，禀天地之異、陰陽之逆、三界之乖也。受之者，自然道退病起，誠陰盛閉逆之機，罹疾損行之象，是所謂大邪之氣也。

氖氛乃三才萬有正邪之代表，人生正邪之中，不可不知者也。

十三曰氤氣，氤者，即人體萬物之生氣也，凡物之生者，必有生氣，草木山石皆不能外，蓋生生之順象也。

吾宗以山石皆有生死。當其生旺之時，堅硬密實，氣亦生發；當其死衰之時，稀鬆朽散，氣亦死廢。善氣者，自可測知其異也。以此度之，人不能外，物不能外，天地亦不能外也。

十四曰氠氣[⑤]。氠者，即人體萬物之死氣也，凡物之將死，必生死氣，人物見之，命之不久矣。生生之氣曰順，死死之氣曰逆，測而別之，氣診家之正眼法藏也，亟宜熟察之。

天地之間，氣象萬千，故氣之合則一，氣之分則無數，惟此正、邪、生、死四氣，洵最關氣道之診治，道而醫者，其究心焉！

十五曰氳氣。氳者，天心之合，玅接天和，道行之順氣，見者爲有道之士，正中少見者。

十六曰氛氣。氛者，邪心之合，惡接地殺，惡行之逆氣，見者爲積惡之徒，邪中少見者。

氳氛二象，乃道門善惡之表，頗有教化意識，然繫修行，故不可不知也。

十七曰魔氣。魔者，即妖邪祟惑之迷氣也。世之瘋魔之人，多見此氣擾之。凡人感之者，自覺心慌志迷，神思不正，哭笑無常，形同癲狂。功中感受者，心入魔境，行入邪道，務須祛氣開竅，方可回歸，故功家亟宜避之也。

魔氣之迹，診家可於狂病功魔者處領略之，久而知象，自不難辨矣。

十八曰祲氣[6]。祲者，即山嵐瘴穢之疫氣也。此氣多見於非時之令，非地之陰，老林深山，怪巒僻谷，凡行道、修行者，亟宜辨而避之。凡不慎而中襲者，多致暴病暴厥，暴瘋暴亡，損道滅命，不可輕忽者也。

功家、診家，欲即斯氣者，可於患者之身，或瘴地中測知之。

按魔祲二氣，天地之邪戾，修功診病，不可不辨，醫界不知，實爲一失。凡善氣診者，皆可測而知即，固非道門妄言也！

十九曰常氣。常者，大氣之常正者也。天地周復，氣行有序，大氣正行，是乃爲常，非指某氣之一端言也。常氣之滋，潤人濟物，各擅其利，流年以此，順和之歲也。天地氣順，天道行常，修真、治疾，皆其所宜也。

二十曰變氣。變者，大氣之反常者也。天地氣行，常久必變，是乃氣行無序，大氣邪亂，是爲變也。流年至此，貽疾釀災，害諸生靈，修真、治疾，並爲不利，是爲逆亂之年也。

天地常變，人亦應之，是故人之大氣，亦復有常變之别、順逆之分也。明於此理而即其氣，便知夫流年之違和也。尚其和而避其逆，修真、治疾之大道也。此道中醫以“五運六氣”之學推之，以定式而測其活變，殆不若道家塵技之氣道測法歟！

天地之氣，舉其二十，雖其未完，抑亦備也。天地之氣，人亦應之，然其診家用氣，其名實洵非諸氣名所能容合，玆乃簡列其要，分論如次：

一曰氤氣[7]。氤者，濟補之氣也。其氣柔和，以滋以清，用於正氣之不足者，是爲氤補也。氤氣非是浮陽沉陰，是氣修之烝和者。

二曰⿹气肖氣[⑧]。⿹气肖，即消之古字，見《字彙補》。⿹气肖，有處又作⿹气月，音讀之形訛也。⿹气肖者，奪瀉之氣也。其氣剛峻，以攻以消，用於邪氣之有餘者，是爲⿹气肖瀉也。⿹气肖氣乃發氣之峻猛者，甚者亦可傷人，故氜爲補之正，⿹气肖爲瀉之邪也。

三曰布氣，布者，敷施氣場之開氣也。敷布氣場，須具中上功力，提挈天地氣機者，方可施爲。敷布之法，分自然布氣與使然布氣兩種，用之於修功、帶功、診治、自療者。

四曰合氣，合者，合收氣場之止氣也。止氣收功，去疾畢氣也。

初用診治，四氣之用足矣。兹列述如右，以肇氣法，修功之名實體用，常用者於斯見也。

夫天地之爲氣者，常因境而言，因用而名，是所言者，蓋道門之隱，口諱之便也。今分以言之，藉以挈領提綱也。

注　釋

①氜，音義同陽，此指氣之陽清者。字出《康熙字典·氣部》，古俗字，道門書用作氣名之稱。

②⿹气侌，音義同陰，此指氣之陰濁者。字出《康熙字典》，古俗字，道門書用作氣名之稱。

③否，讀如丕，阻塞不通之隔象也。否泰，皆出《易》卦，其義蓋天以陽，氣主升；地爲陰，氣當降。是以卦以“地天”者，爲交泰，蓋地降天升，正所以相交也。“天地”者，爲否隔，蓋天升地降，正所以相悖也。故泰氣場爲交，否氣場爲隔也。

④⿹气⿱一力，原法本書作⿹气万，音期，似從万，氣音。遍考字書無此字。進查《篇韻》，增有一⿹气⿱一力字，翻居帝切，音冀，是形近，音近，則⿹气万字或是⿹气⿱一力字之筆誤歟？且細味字象，氣之下以“一”“力”，殆與道門所用之炁、劢等字均從力之一字相應，則⿹气万字似可首肯係⿹气⿱一力字之形誤歟？而

氛字讀音作期，字書氛字讀音作冀，其亦方音之傳左歟？有稽於是，筆者始樂以爲然，法本之氘，當是氛字之誤，今其正之。

⑤氝，讀如旬，死氣之信也。道門引作象絶、形壞、物歿時所表之氣名，蓋肅殺藏歸之象也。考氝字出古時慣用，古字書不載，後《字彙補》録入，翻相倫切，音荀。言逆氣也。道門之取用，蓋肇斯義乎？

⑥祲，音駸，見字書《廣韻》《集韻》所載。《左傳·昭公十五年》有云："吾見赤黑之祲。"注云："祲，妖氣也。"道門引此字以象邪僻瘴穢之瘟疫氣，象諸妖氛之害也。

⑦氃，讀如衷。道門用以表像發氣之高妙者，即至真、至靈、至聖之清和之氣也。氃字亦出古用，古字書不見。《字彙補》收之，翻職送切，音衆，言心氣也。此義殆與道門用義相近，蓋氣之真發，必出諸心也。道門用字取義，多出中古，輾轉相傳，音義承舊。後世字書，音義潛移，蓋世用之俗化矣。

⑧氱，音義同消。道門引作亟奪攻瀉之表，即發氣之峻猛者也。字亦見《字彙補》，云與氥同。氥，《集韻》言與霄同。然消之與霄，其義焉可混同，是字書妄作之誤也。道門之用氱，自與霄字不類，然氱與氥，出處字義，考之不見，蓋古字義已流失歟！

鍼經鍼類論大過章第三十四

考夫神鍼者，以炁即神爲鍼之謂也。自此道問世，傳承日多，是故南北異説，古今變用，各家嬗衍，師心玅化，固已面目日非，名實不一矣。稽古之所傳，惟言“三階”，第宗門輩出，繁極而簡，是乃有“三步五等”“剛柔二道”“七宗九門”之説，抑雖神炁之一脈，良非一説之可羅也。神之爲用，形神繼之，變用亦日以繁矣。既云氣道之鍼經，自應統括古今之理而述之，始乃祈不虚此稱而副其實也。有鑒於是，故乃約汲諸旨，綱目諸説，上概古今之傳承，下集世世之見聞，擷類部白，理足法備，以用肇啓後學歟！故是經之成，經論鍼道，殆非一家之言，一門之術也。

嘗稽各家名類之變，實難窮極。然細詰内藴，誠理致本諸一道，萬化不離其宗，蓋凡所衍化，不離大則，抑亦不出夫兩儀而三才之約耳。細則之惟三：

一曰陽炁，二曰陰形，三曰陰陽也。陰陽者，謂半陰半陽，炁器並用之則也。

夫三才之約，可賅萬類，氣道鍼之爲道，亦不能外。三而則道，〈佛〉今復則三而爲九，藉以應岐黄之大數，俾合《九靈鍼經》之大道：今始於一，終於九焉！

信是綱括，緣由皆盡，術或異出，理則同歸，凡所變法，變落九常，浪名多致，於實難出矣。

窮夫兩儀之應，三才之變，九則之合，殆玅至已備。陽者，無形之炁鍼類也；陰者，有形之器鍼類也；陰陽者，半形半神之變用鍼類也。三而三之，則之爲九。

陽炁之類者，曰神鍼，則之可三：

一曰剛炁，二曰柔炁，三曰和炁也。

陰形之類者，曰形鍼，約之曰三：

一曰動物，二曰植物，三曰礦物也。

陰陽之類者，曰象鍼，化之復三：

一曰器示，二曰象示，三曰意示也。

剛炁之爲鍼，傷人以形；柔炁之爲鍼，刺人無象；和炁之爲鍼，玅用有無也。動物骨杆鍼，靈而有感；植物枝杆鍼，氣而有象；礦物冶煉鍼，異氣之用也。器示者，以有形之鍼示也；象示者，以有象之鍼示也；意示者，以意象之鍼示也。三三而九，體用皆備，如斯囊統，萬法一宗，如斯論理，理之所極，抑亦鍼道所至，經論所歸歟！

夫九鍼之用，各致其玅，其陽之用，以炁即氣，神變之道也；陰之用矣，以器應氣，物化之道也；陰陽之用，半形半氣，非形非氣，形神交化之道也。故曰：

陰陽對待，玅理天成，契機合玄，大道自生。

夫《氣道鍼經》者，氣治鍼治之典論也。今者，粹陳法要，開明宗義，道爲之綱，德爲之紀，理爲之指，法爲之機，爰爲大道升階之徑也。期其明傳之於企達，曉示以法，躋民於康樂之境，會道於醫術之餘也。俾今始而傳，繼而行，道不滅，法不斷，易用而難忘，是乃先立《氣道鍼經》焉！

氣鍼形鍼論鼎章第三十五

稽夫形鍼者，物質斯屬也。凡物質之可爲鍼者，皆是類也。今乃概之曰：一者動物，即以骨爲鍼也；二者植物，即以枝竿爲鍼也；三曰礦物，即以冶煉之金屬物爲鍼也。考夫古來之爲鍼者，捨奧古之砭石，其惟如是否？後世之可爲鍼者，雖不惟如是，或有新創之成者，然亦難出是理也。

三物之屬爲鍼，孰者爲優？是必曰：金銀其上也，不銹鋼次之，骨鍼、竹鍼，原始落後，曷爲今用？早已汰之也！然此外象之觀，蓋物質文明之品論也。

考夫形鍼之加於體者，其應蓋三：一者，形之應也，故尖利者易入，細滑者便用也；二者，質之應也，故有生者氣合，有情者靈合也；三者，氣之應也，故氛氣者肇貞，氛氣者致戾也。貞者，泰氣之致；戾者，邪逆之生也。

觀此，乃知夫形之應者，惟外所應也；質之應者，其内所應也；氣之應者，蓋本所應也。鍼治之道，當重内本，而不當重其外也。

竊夫動物者，有生有情、有機有爲之靈類物也，與人體相埒，故血肉相因，易相親也。植物者，有生無情、有機無作之半靈類物也，其與人體相近，故可相合也。冶屬者，無生無情、無機無作之無靈物也，無生有命，稟氣自與人體相悖，性反質異，宜其格格然而不和也。觀夫鋼鍼入體，氣氣自争，每每蠕蠕退出，此蓋人體排異之本能歟？異氣之不相容歟？

今人喜用不銹之金銀鍼及合金鍼，以其光滑瑩潔，纖纖可愛，是好其外而忽其內，顧之此而失諸彼也。今世物質昌明，世風靡華，亦勢之必然也歟？總不思夫吾人爲血肉有情之軀，任此無情無靈之異物入體，豈能和合？是後世金鍼之用，誠先悖自然之道，有失天和也。嗚呼！事之順者，必存其逆；理之進者，必有其退。骨鍼、砭鍼而至金鍼、銀鍼，其物質之進步也，是亦必有神氣之退步存焉！世人好譽科學物質文明之進步，猶未悟得失對待之道，必隱夫精神能量體用之落後，此亦辯證法之見歟！

近世有言云：鍼質之用，冶金之屬性有別，金鍼爲補，鋼鍼爲瀉，銀鍼則爲平補平瀉。此蓋以質地之貴賤而爲價值論歟？質貴則補，質賤則瀉，其奈內質何？若言質之剛柔有別，柔者爲補，剛者爲瀉，則銀較金柔，宜其爲補之上品也，故此論殊非冶屬鍼性之本矣。

諦觀冶屬，則總屬無機無生無靈之死物，質其內在氣應，則總屬異氣異質。不同之冶，抑或微別，然總屬非生之質，是皆悖於人體之性也。善測氣者，自不難辨之矣。

考夫骨鍼之氣，温和清柔，酷似三才氤氲入漸，[1]殆鍼入體中，氤氣和合，即生氛場，治疾補氣，通利氣道，善之善者也。

次觀竹鍼之氣，清柔冷潔，酷似天地間蘊陰之氘。若鍼入體中，與浮陽相接，氣生清氲，凛透隧道，稍加濟引，氣道便和。故取以治疾補氣，善之中者也。鍼界前輩以竹鍼磨滑，云用勝“馬口鐵”，殆即此理歟！

第觀金鍼之氣，凛然冰侵，重滯沉著，頗類陰氛。若鍼入體邪之中，重結氣機，導之難行，引之不去。直待體温漸暖鍼身，氣方始小和，殆體氣之感化，和煦移氣，氛清之結凝方始緩解，漸乃出之。故治疾濟氣，全藉布場施氚，故爲鍼之下品也。

諦審三品之鍼，肇開生生之氣，融引靈靈之氤者，其爲鍼當以動物之骨幹爲上，植物之梗枝次之，冶屬之金銀鋁鋼自爲異類，誠次之次也。鍼而施之大疾，害多益少，亟當詳察也。故曰：

千古鍼用，用鍼千古，重治輕骨，錯傳千古！

嗚呼！合金之鍼，行世已久，約定俗成，世醫慣用以常，殊難更移矣。且骨鍼、竹鍼，易折易污，製作亦難。行鍼之際，澀刺不和，多不堪久用，此誠其短也。

明於三物爲鍼之長短得失，自當慎制采用之宜：其疾之輕者，以冶屬鍼，更當以氤氣濟之短；其疾之篤者，則當更用骨、竹之鍼，以宜其氣機也。

冶屬金鍼，備之用者，亦當令其常近人氣爲要，俾其氣機默化，氣場潛易，少違人體之太和也。故凡新用之鍼，當先身藏百日以上，温煦熨貼，以感化異氣也。

校訂者注

①入漸，指三才氤氲之氣進入滋生成長之境。

形鍼金鍼論恒章第三十六

原夫金鍼者，殆金屬鍼之統稱也。古以馬口鐵爲之，以馬爲午火，製金以去銹解毒，亦稱金鍼，古以真金爲之者，鮮也。金鍼近分金質、銀質、不銹鋼合金質三大類，臨床常用，以後者爲多。

三者之性，自是有别，金沉而銀浮，合金界之，餘則大率類矣。昔人以金爲鎮驚之物，故貴之爲首，是取其重墜不移之性也。故金鍼之用，亦自有别於冶屬鍼也。

夫鍼術之傳，肇自岐黄，古醫諺云：

一鍼二灸三以藥。

是鍼治之道爲醫道之先，況古之上法耶！

近世金鍼之用，蓋古之砭石、骨、竹鍼之繼也，其治效，自與鍼灸學科之經驗學理，即經絡腧穴，及諸理、法、方、穴、術相關。此道積數千年之菁華，自效益多多。其以金鍼之法，合諸以氣治之法，殆至氣鍼合道，另以成法，殆〈佛〉懸壺之初，自生之法，已而經驗總結之云爾。

余之所用氣道金鍼法者，氣不掣鍼用，鍼益長氣威，鍼氣一貫，法殆備焉！兹約大旨而述之次，聊供志於是道者參酌矣！訣云：

氣鍼相融，混然一體；

出乎氣鍼，自成鍼氣！

氣鍼之治，診治一體，此殆《九靈鍼經》所謂“鍼家不診”之旨歟！診治始終，道隱行中。

一曰布氣。

布氣者，三才之施化也。吾人立身天地，浸淫氣中，天地之引，自是息息相關，人之病安否泰，亦繫諸是。夫氣鍼之施，藉乎氣機，氣機之用，根於三才，是故人之所行，猶當會同乎天地也。是故施鍼之先，先當布氣引場，俾氣場動運，天地交泰，以爲行氣之外助，方始得力。原夫外內者，本對待之機也，外之極，則内也；内之極，則外也。相因互果之規矣！是故外場之泰，亦即内場之交，有此根因，氣治其順也歟！嗟中西醫不能測覺此氣機之在，更不知夫氣場之力，致治道不知自合天道，誠上治之失矣！

布氣起場，斯氣治之所獨擅者也。

二曰布患。

布患者，布氣患部也。欲知病家患部，先須即氛測診。夫身存一氣，邪正則分。正氣之應也，和以順；邪氣之應也，暴以逆。是故通體泰和，無病没苦之候；衝逆强引，有疾苦痛之部也。明於患部，則可布氣於患，挈場於身，起機於三才，以布使行，俾患者居乎氣運内外之中，以成氣治之態、氣治之境也。内外相引久之，患身自然氣行病動，脈竅開張，浮氙攻疾，沉氝托病，通逐羈苦，氛邪自摇，穴郄繫病，百咎自露，正邪攸分，機微盡顯也。氛咎出則氣鍼之行治有準，是所謂引蛇出洞也。

患者居諸氣場之中，外引内達，内周外透，表裏相應，主客相合，長時攻疾出氛，復其泰場，續連不斷，其亦治效之保證歟！

逼疾引氛，自顯端倪，亦氣治之所獨擅，中、西醫之所不知也。

三曰引的。

引的者，引氣以穴，引穴以的也。氛疾之機微已見，則自不難測知其疾之致病要部，明知要部，測定咎位，是爲引穴見的，施鍼之位也。其有咎位不顯，病苦盛張，難以引的者，則當發氣挈場，引動患者氣機，逼引患體内外諸氛戾之氣，交争乎要道，越趨體表，以形諸氛戾致乖之咎位，以爲引穴見的之用，此蓋氣道金鍼法之選穴定治處也，亦即“引穴”之預，鍼效之所本也。

夫病竈之與咎位，多不相若，若率以患部爲穴，痛處爲穴，不適之處爲穴，此鍼灸療法之“以痛爲腧”“病竈取穴”法也。故咎位者，致疾之因地；病痛者，病苦之果位。善氣診者，必不難測知其所别也。此道爲氣治家所擅，此機若失，鍼效難期其可，此道中、西醫所不知，故但覓病竈之與痛處，殊可憾矣。

四曰定氣。

定氣者，定其正邪之氣位也。内外磁引，發機而動，氛氣多肆逆縱横，與正氣相搏，時忽忽然無定。當其遊弋之際，率以定咎位取穴，浪誤其難免否?! 實實虚虚，正邪妄作，非治之失，由是生矣，是當以場引氣，續發氚以逼逐之。周旋上下，進退出入，移易無已，氛氳乃定，病場相引，咎位自顯也，氣道之鍼若不知此，不可以爲工也。逼氛以氚，不可以氭，蓋和之則平，激之則亂，病盛邪正，尤當細行焉！殆氛邪定，病場定，斯乃定治則也。

定氣之施，爲引的之輔補，若引的無妄，則可竟行取治，無須定氣也。

五曰鍼氣。

鍼氣者，以氣充鍼，先治其鍼也。夫鍼之爲邪，氣禀五行，受諸邪正，是用鍼治身，當先治鍼，此氣治之致知，亦“工欲善其事，必先利其器”之爲也。穴定氛住，乃覓穴以鍼。未進之際，當先執鍼在手，發氣以充和之。若以冶屬之鍼，此舉尤當精心爲之也。發鍼以氣，一者蕩洗治屬爲鍼之氛陰邪異之氣，二者祛滌鍼身沾帶之氛戾惡氣，三者氣温鍼身，煦和營衛，濟接人氣，毋使異氣激驚患體也。古人傳有口温之法，率以口舌舐鍼，殆亦濟接心氣，消毒温運之舉歟！其四者，殆可殺滅鍼身染漬之毒，和利鍼用矣。

六曰氛引。

氛引者，氛氣病場，於咎位引鍼就穴也。氣場内外，病場發動，氛氣潛諸咎位。手鍼行氣，鍼場生引，自然引契氛場，氛之咎位引手吸鍼，如絲牽綫，拉入其位，並引契鍼入，令就真穴，此蓋天然磁引，覓穴天然之生態治也。夫病之應體，有之於内，必形於外；病之於臟，必患於經；病之於本，必繫於根；繫之於根，必咎於穴，此咎位病穴之所由來也。咎位病穴，因疾而異，因位而變也。今鍼灸醫療之覓穴，分經覓部，以寸分度量，穴有常位，疾無常患，今以定穴而治活病，宜其有合與不合，蓋失諸先機之變也。氣道金鍼法之取穴，則活潑斯應，隨氛場相引，自覓其根。凡所應穴，切其疾原，自無不中，所謂契機圓活，天然作合矣。

氛引覓穴，殆中、西醫所不能，氣鍼所獨擅也。

七曰氣麻。

氣麻者，蓋以氣行夫麻醉之用也。自古人性懼鍼，尤畏刺痛，初痛不堪忍，則繼恐鍼惶惶，神思緊張，氣道逆閉，殊非和治之氣道所宜矣。是以定穴未進，即當先予致氣開穴，氣開覺鈍，混混然如“麻沸”之醉，已而刺鍼，則大痛可免，裂痛可止也。故曰：

患家心静，醫家心專，氣到穴開，刺痛免焉！

穴氣麻醉，醫患氣合者，進鍼多不生疼，或是微痛而可耐，久之，患者自可不畏刺而期和於效也，此法亦中、西醫之所欠。

八曰穴引。

穴引者，穴氣引鍼也。夫定穴氣麻，斯乃刺鍼，刺鍼以入，勿以拙力。預其氣引之入，方乃自然，若還以後天指力行之，則屬鍼灸法之扎鍼，非氣道金鍼法之氣引行鍼也。故曰：

氣引以鍼，其穴必端，拙力以刺，咎位多偏，動氣穴引，氣鍼之本矣。

是以氣治之鍼，務其自然，下入之際，務接穴引，如絲繫鍼，牽吸之入，偏之不可，移之不能，是乃佳矣。若還無氣以引，則此咎位不當，必非真穴，因以强刺，是爲鍼刑，庸工之屬也。嗚呼！箇裏玄微難言，指中機巧難知，非入此門者，斷難體省。時賢好以“吾終無覺，是必無之”以度氣治，伊必失之交臂也。

穴引鍼穴，中、西醫殊難夢見，誠氣治之獨擅也。

九曰皮住。

皮住者，鍼注住皮，接氣繫氛也。原夫鍼灸之爲刺，其鍼務須入於内肌方可施諸補瀉，此蓋“術”之要也。今氣鍼之爲刺，則不然也，鍼但進皮入膚，接氛即可。氣已接鍼，則氛頭已入鍼運氣道，引力已達，磁場已貫，治和之機，實已發也。此之爲治，非是鍼之深入始乃可爲，故刺之深淺，反與治機無大礙也。其有氛戾深伏，病場内吸，引繫不利，預須深鍼内納以接引氛氣，則自會引入。若功力有濟，殆可引場出之，以就鍼道，蓋法法由人，玅用一心而已。淺刺接氛之理，人多不解，謂鍼不下肌，難有氣感，妄也。此蓋以鍼灸之法，以度氣鍼之機，未入氣境故也。夫氣之所即，爲感在兹，何用深入乎？若氛氣内吸，引鍼自深，尤當逼以出之，此際可藉深鍼以佐氣迫氛，以轉氣場，抑又法之變也。

其有十分畏鍼者，以金鍼接插其處之衣服亦可，蓋鍼雖未入其腠，然亦可以氣磁引接氛頭續之，但能病場相接，氣氛就道，氛自鍼尾出，效致一矣。然此已屬陰陽法中之“象鍼”道，已非氣道金鍼法也。法落有爲則不一，即此亦可見也。

皮住之刺，時有因炁氣之出，引拔其鍼而致脱膚，故皮住之刺，亦不宜太淺，免其鍼入出炁未幾，鍼已脱出，患家因之意散望竭，礙諸治效。

十曰接炁。

接炁者，以功行引接鍼尾炁氣，使之涌出，而不絶如縷矣。故鍼甫入穴，即當發氤氲之氣以引導之。引挈之法，當先測窺炁邪之挈，是名炁頭。炁頭不得，引炁無益，拽之方出，轉手復回，故曰：

炁氣如蛇，務挈其首，捉得腰尾，當心蛇頭！

此捉炁之要也。若挈炁不得，依稀渺茫，此咎位之移，鍼穴之左也。考夫穴偏之失，其因蓋五：

一者，疾之内隱，咎位約約，模糊叵辨，未得其真也。二者，炁場未定，正邪交争，咎位小定，鍼入即易，故真穴有偏也。三者，醫者功力不濟，定場無力，定炁無功，定既不能，測亦無準，是以咎位不得也。四者，氣引之功不逮，炁甚力微，主客懸殊，蚍蜉撼樹，宜其無功也。五者，患家心性不定，氣機淆亂，此之方起，彼已復生，真邪妄攻，病痛替易，接之方始，炁場已移，此病者自氣之致亂也。有此五難，接其宜慎也歟！

穴之偏也，治其無功，補欹之法，即之蓋二：

一者，出鍼息治，復行引的定氣之法，再覓穴爲治矣。二者，患家懼鍼，可勿出鍼，即令患者意注鍼所，醫者乃以功接之，逼炁布場，挈頭就鍼。但能吻之使續，則功效埒矣。此行若功力稍欠，則出炁多不續，是須勤加引挈，直待接炁邪盡，方乃合休，非可或勿者也。

按接炁之法，亦氣治之出邪法也。然行鍼接炁，有象可著，醫家、病者，心其易繫，是氣治之有相、有界之權宜也。若還醫患合心，效致卓著，誠非氣治之可企也。

出氛之法，鍼灸法不知，此亦氣治獨擅，是以功兼形氣，宜其效之速也。

十一曰引氛。

引氛者，接得氛頭，引之使出也。夫氛邪之附場，如鐵器之就磁石，粘之不移，貼之不去，非力之大奪其磁石之場力者，必難去之也。是以氣治引氛之功，實主客磁場引力之較量也。醫者之力大於患者，則氛出易；患者之力勝其醫者，則去氛難矣。疾有輕重，場有大小，故微疾易已，篤疾難已矣。故曰：

氣醫之爲治，其效與功埒，去氛之不利，功之所不逮也。

此蓋功場引力與病場引力之交争，亦醫者心力之量與夫患者執病相著之交争也。是故醫者功力之强，尤需心力之濟，心力不敷，功力亦無以加，氣治其無以爲矣！

鍼入㸚位，得穴之正，待氛頭接繫鍼氣，即當發功挈場，逼引氛氣自鍼身依鍼尾而出之。氛頭出鍼，挈之遂引，其勢如拉長蛇，蜿蜒而出矣。氛頭離體，繫之於歸集處，若壁柱，若器物，若生物，若天空，若大地，無處不可也。繫頭之用，猶有法焉：先當測其氛場，了知其引斥諸性，然後於諸外物中覓一同性引場，以作繫氛之用，方始穩便。若是拽出亂拋，氛頭無强磁之同場依附，必逶迴向引，多有回頭復歸患者病場之虞，果若環歸，邪雖少挫，治終無功矣。故曰：

氛氣之居，隨引歸場，場同引大，繫氛玅方。

繫得氛頭，復測拽之，若輕拽不去，則氛頭繫牢，則外之磁場與内之病場，此兩場之力合，始可行氛使出也。若繫之不穩，轉手一引，氛頭復歸，則爲内外之場不合，非可云住，還須重覓天地器物之同其病場者，是故繫氛之行，殆不可輕忽者也。

十二曰行氛。

行氛者，覓得外場，繫得氛頭，便可行氛出邪也。氛之首尾，横繫内外兩場，若外場之引殊勝内場之力，則其氛氣自必源源外緣，蜿蜒自出也，若其内場力大，則氛頭必然繫之不穩，久之必然自引縮回，還復原場也。行氛之用，蓋助其氛行以出，增益外場之引，消滅内場之力之所施用矣。夫氣之所聚，場之所增，磁之引强，氣之所歸，正邪一理，内外一致歟。是故引氛出之，即所以增益外場，此蓋增場引之一法也。

行氛出邪之行，其品蓋三：

引氛如流，氣出邪涌，勢如噴泉，出盡乃止，此其上出，其病易已也。引氛微續，常有斷竭，時急時緩，時復移易，場引不穩，氛邪不盡，此其中出，其病難已矣！引之氛出，勿之氛入，[1] 動之以行，竟之乃歸。或接之有氛，拽之不暢，出入往復，牽之不已，或已而似盡，良久復然，此其下出，其疾難治矣。

上出之致，醫者功高，病者疾便也；下工之出，醫者功下，病者疾篤也。故曰：

疾之易治，醫者易功，疾之難治，醫者難功，以功論醫，失諸偏頗也。

十三曰集氛。

集氛者，集其氛氣，内集之外，外集引内之爲也。夫出氛不續，内外有因。外者，外場之引力不足也。内者，内場之引力有餘也。出而不暢，抑又氛邪妄行，動亂不聚，以致導之不續歟？是故有氛不應，蕩逸不歸，是當集之。集之之法，即以場挈氛，以功力之雄，集患疾之氛氣，逼其就道而至鍼下，且領之以成氛帶，是乃可娓邐而出也。是故集氛者，誠出氛盡否之關要也。

集氛之爲，非徒臆想之可爲，須心力挈之，手氣捉之，引磁促之，三合而臻，場乃動也。動而應之，氛乃聚也。是必得之乎心，應之乎手，證之於實，乃爲可即也。

集氛之用，其行蓋三：

一者，自行其場也；二者，自引其道也；三者，自引其氛也。

三行一體，一果三圓，功能其成，氛場聽命，抑亦瞬息之功歟。噫！言之匪易，行之尤匪易也。

十四曰出氛。

出氛者，氛氣離體，集諸外場；或直接患者咎位之鍼穴部，出氛以處之法也。氛之爲氣，邪而易致災戾，故醫之出氣即氛，必當有以善處，勿使遺患於際逢者，以貽害焉！夫出氛之行，處之曰三：

一者，運功行繫氛頭於地心磁中，歸氛於大地之坤母也。二者，繫氛頭於天心場中，歸氛於九天乾父也。三者，繫氛頭於坎水引中，歸氛於井河之至陰深處，以物化其類也。

出氛之式，其有横空立虹，飛氛走氛者，皆功力、心力之使然也。其初功之即，有挈得氛頭在手，隨拉隨抛，依地之磁引而歸之，此出之初階，次之次者也。

集氛外場，引之亦可復歸，其患人之苦痛，去氛則若失，復氛則痛生，如影隨竿，此其驗也。今之不信氛氣之爲病，氛氣之可去者，可以此法予之驗，彼必服矣！

外場之氛，亦務必出之使歸，毋使長留，以免遊移時空，爲患他物也。

十五曰轉場。

轉場者，引氛不出，引之復回，此磁向之不合，故宜先轉其病之磁場也。夫氛之歸場，引力使然也。氛有引磁，則引力自必有向，此病場、磁場引向之所以生矣。磁場有向，有界之生也，氣而至無，無而至空，則磁向益無，蓋無向而無而非向，復無所爲向矣。是故氣之三界，氣界明向，炁界暗向，劢界隱向也。有向之向，可以移向；無向之向，只可因向。向之爲向，復尚對待，時空移易，大場引斥，常相變換，此三才之場性，亦人體之場性，復病場之場性也。此場性可改，磁向可移，此轉場之所由行也。

場之可轉，須依場力之大小，故醫之功場，尤須大於患者病場乃可，若力之不若，則測之猶恐不知，惶言移易哉！

移場易向之法，但凡測得其磁向者，即可挈引之；但能挈引磁向者，便能把握磁心之中樞；但凡把握得磁心者，便可轉換磁向。若力之不逮，尚可精心集力爲之，若測之不能，能之不明，皆功力未濟，尚須精進也。

十六曰換場。

換場者，氛邪出盡，病場已竭，内場空虛，宜立新場，是爲換場也。夫場之有邪正，亦同夫氣之有邪正矣。氣之邪正可化，亦同夫場之邪正可復也。此換場之用，有以行焉！

原夫場者，天地之所自生也。人生天地之間，處之大場之内，自必因磁而化，成其大場之一體。故人之場也者，殆天地大場之外在感化，人體陰陽之内在生化，相因互果而成者也。是以生而有場，象乎天地；死而無場，歸乎天地。故場者，有象之成焉。原夫場者，舊之所謂境也，生有生境，死有死境，境場皆可移者。

場之有生，先成其正，正必有反，是生其邪。邪場者，即病場也。邪之與正，成一對待，是乃可轉化移易，因境而變焉。夫場之邪者，肇變於疾病，則去其病場，必先愈其疾病。是故氛邪之去，生氣以還，久之，病場自必復爲生場，疾病乃去，此疾之所以自愈，場之所以自換之緣由矣！

夫氛邪之祛，氣治使然也，氛雖已出，邪雖已去，然病其未除，場其未復，是故邪之復起，氛之復生，有所因也。是故去氛之後，亟須換場，俾其場氣先易，邪乃難復，此揚湯搗竈，擒賊毀巢之善後法也。

場具自轉之理，則必具使換之道，其去氛換場之法，緣此生矣。換場之法，先知正邪，知測正邪，復測場心，知測場心，便知移心，移之有致，換場得矣。去氛場虛，移正以填，但測得場引潛合，自必可也。

換場之法，外之所引也。外之所引，内必能之，是故發氤致氣，引以立場，蓋内生之換場法也。立場之法，引氣以歸，氣聚場生，復合磁向，但知天地之場，則立同一理，玅用自得焉！嗚呼！氣之可即，氛之可去，氤之可引，向之可移，場之可立，磁之可易，尚何而不能耶？此氣治之常法，氣道之基爲矣！

十七曰鍼補。

鍼補者，補正濟氣，扶正去疾之法也。去氛出邪，能之者衆，轉境換場，能之者鮮，此所以列補氣一則以應其變用矣。

夫氛邪出矣，氣場空乏，若不急以氤氤之氣補之，則磁引復起，病場更生，引力場之内在氛戾邪氣，又可復爲引力吸歸，自生之氣，又可因病場之化，轉爲氛邪之氣，此邪氣之所以易臻，痛苦之所以復生矣！是故氣治之不完者，去氛之後，病雖小差，未幾則復，蓋此理也。會當於邪盡之際，速速補正以塞其空，以阻邪路也。補氣之功，誠不堪與換場相匹，然亦不失爲杜邪之一法焉！

補氣之法，因其功用，則之可五：

一者，發自身之氤以和之；二者，引接天氤之氣以濟之；三者，引接地氤之氣以助之；四者，引浮陽之氣以充之；五者，引沉蘊之氣以填之。此補氣之常用五階法也。

天氤之氣與所發氤氣，最爲宜人，誠補氣之上乘法也。氤氤之氣，隨鍼引入，循脈就道，合正一體。故外氣以充，内氣以盈，經氣以盛，場氣以平，和調乎中，御邪乎外，更且蠲氛逐邪，化戾復氤，雖不逮換場之功，亦不失爲去炁留場之善後法也。然發氚引氚，非一般功力所能爲，此其短也。

引接地氚，其功爲次，浮陽沉蘊，次之次也。觀夫鍼補之道，蓋復正祛邪之道也。鍼若不知，徒知去炁，延人病苦，引復炁邪，粗之所窮，庸工之爲也。

十八曰内運。

内運者，藉補氣以和氣通運也。夫鍼補之氣，其純和者，多能内入隧道，潛行大脈，濟和内氣，貫盈百絡。然内脈欠和，病滯疾阻者，多難行運。久之，鍼補之氣，必因格格不入而還出，則補氣之舉，終成泡影。是以補氣之入，即當潛測，若氣入難行，是疾氣之不通也；若氣入難融，是邪正之格，去炁未盡也；若氣補不入，是補氣之不純，體正之格異也，皆欲因而和之，方爲有用。故凡不通者，當以内力御氣，異心力使之行，和通之道也。其有炁氣未盡者，即當逼之使出而去之也。其補氣之不純者，換氣以行，復爲内導也。氣補以入，必當助其内運，增其氣場，助其内力，補益氣虚，更其磁引，方克有濟，至其調和氣血，滋榮臟腑，通關開竅，和導脈絡，則鍼補内運之末事，邪去正復之自然之得也。

内運之和，且可截去其致病之源、致咎之位，但即病根，便當力除，此藉内運以覓根，抑亦根治内疾之玅用矣！庸工不知，但求去炁，不知根無所動，則邪用不絶，炁雖可去，邪亦易染也！然此内運之功，殊非易即，殆非言詞之可傳矣。入斯境者，自信余言非過。

十九曰開靈。

開靈者，開竅啓靈之謂也。氣道金鍼法之用穴，以炁戾之指，以咎位之引爲歸。是以穴無定穴，位無定位矣。以其穴之無定也，故常可自然引之而入諸關要之地，因而刺之，則啓閉開竅之功，無意中得矣。是故凡諸刺穴，其當大脈之會、大穴之位者，直可藉天地泰氣，及諸祥靈之氣，以開聰啓慧，豁益智根，增廣心源，强培形神，甚以易筋洗髓，換骨伐毛者，惟在夫祥靈之氣之值時來也。嗚呼！氣之應即，内外所因，求之不至，但合自臻！先不知其所由來，後不知其所以合，但覺端倪，玅合已則。惟至虚之可招風，惟至空乃能轉旋，是故著病相者，受病氛之親，著無著者，得靈明之幸，應則之機，非特待諸機緣，亦在乎内明之一真歟？亦存乎其人之形神定力矣！

開靈之便，鍼界不知，中、西醫更是不信，然人生氣中，氣有靈昧，智迷不一，其惟氣否？此道爲氣鍼之所獨擅，鍼灸法所不能也。

二十曰助功。

助功者，資助修爲之功氣、功力也。夫修爲之階，初中皆落諸陰陽形神之諸氣界。故氣者，誠即修之所基也。修本即氣，今以氣濟，正所以以氣益氣，助其修爲也。夫鍼入要穴，關乎氣道；氣入補氣，助夫氣運，是故凡受氣鍼之治者，身之氣場，修之氣機，必有加焉！故曰：

氣鍼之治，治病助功，以氣濟氣，以功帶功！

即氣治之去患者，息心静領，此中玅致，無修之人，亦自有所領略，況於修真者否！

二十一曰發功。

發功者，氣鍼之際，即氣而動，激之而忽發功動也。夫修功之發，静中之致，無爲之作也。人之發功，本肇天然，内動氣機，外接磁場，今鍼治復濟之以氣，則動由之因，斯已備矣。是故經治於氣治、氣鍼中，時見發功於即氣、即鍼之際者，蓋神應氣合之故也。凡所發功，必入功境，入之益深，功乃益真，氣乃益行，而效亦益顯也。

昔有鍼界同道，見吾之所用鍼，時見彎曲不規，嘗竊笑懶散。及見諸病家多有帶鍼而發功動作者，方始省悟，乃嘆爲神奇。然此非神奇之事也，人之發功，手之舞之，足之蹈之，本其自然，但凡静致，無一不能，復何異耶！然氣道金鍼法之治，非獨療疾之法，此者，則爲神矣，神其玄變多致也！

二十二曰變鍼。

變鍼者，變生幻鍼實感，神應莫測之謂也。原夫鍼灸之爲鍼也，一鍼之施，則一鍼之覺，一鍼之行，則一鍼之效，所謂木板釘釘，無可移易者也。今氣道金鍼法之爲治也，則形神交變，幻化無方，鍼入炁動，氣入鍼化，自必變生鍼炁之争，布諸患疾咎位，故常一鍼之下，須臾氣氣相化，而變生多覺，感之有鍼，捫之却無，無形有神，無象有氣，誠不知其所以然而然，所以玅之玅也。一鍼多刺，要在患者之静領，一刺幾應，則應病苦之多寡，此蓋變鍼之應，氣鍼之特異也。故凡久患，病之雜盛者，時出多感。其鍼之未到，而疾之有處者，輒覺其處有應，且炁出如縷，絲絲不絶，亦奇矣！故曰：

神鍼寓形，形中寓神，神氣内應，變化是生：形之刺此，神之應彼，隨炁而至，應咎而起。欲起其變，先契鍼神，氣鍼之英，神爲精真！

明於契神，玅變自生，耳語暗示，徒生幻應，此非變鍼，是變戲也。

二十三曰驗疾。

驗疾者，治中之診，治疾驗疾，更探疾苦之本根也。夫氣鍼之際，氣道存焉。鍼之所入，炁之所出，出入之間，氣乃行焉！氣行攻病，故隱疾不隱，斶之使出，病由益明矣。此所以則知，蓋病苦之真，咎由之本也。是故氣鍼之際，内運之中，常當潛心伏意，領略内景，炁之出入，氣之通閉，疾之隱顯，病之關礙，邪之潛現，無不應了於心、挈於神也。間有沉痾隱疾，因其氣動而明者，則可因而治之。故氣治之驗疾，誠不診之診，治中之玅診也。

中、西醫之爲治，治中皆存驗診之法，然氣治尚其内，專其隱，預其先，此則中、西醫所不若者也。

二十四曰留氣。

留氣者，去鍼後之存留氣感及諸效用也。

夫鍼灸去鍼之感，鍼去即逝，捫之乃止。其有留感，不過半時許，甚者半日許而已。即此留感，猶非留氣，殆手法之强，感應之過，故肌腠留痛延楚，蘊藴滯延，未即復原而已。氣道金鍼法之爲刺也，則鍼以行氣，氣以運鍼，鍼氣並致，氣主鍼從也。此氣本内外共成，主客互生，故鍼雖去而氣猶存，治雖止而覺未止。且醫者尚可留氣致感，變生意治之治，令患者但存一念，静俟以感，則自覺鍼境如真，氣應明顯，療效有自，自可爲治矣。此而言治，洵可怪乎？曰：人本形神，原相對待。神之化形，時空本虚，本無所真假前後，自是其可，何足奇歟！

然去鍼致氣，誠鍼灸法之不能，此亦氣道金鍼法之獨擅也。

二十五曰補脱。

補脱者，濟補虚脱，以防因鍼致脱之危也。凡氣血兩虚，陽氣易脱之人，率皆戒鍼，蓋鍼性好奪，易泄氣致脱故也。若以氣鍼爲之，則鍼以氣行，鍼入氣入，是先予濟補，復以調治，自無奪氣傷正之致脱患也。

若至虚之人，實不堪任鍼，又復欲以鍼治者，則可先予氣補，俟其氣復，乃爲鍼之，自亦無恙，此誠氣道金鍼法之獨擅也。

補氣之法，當先測其體氣，得其身之虚乏脱竭處，明其致虚之原，乃可補之以相應之氣，以復其位，則自佳矣。是故因脱益虚，當先辨因，因之所得，機之自在，則治無不當矣。

二十六曰補痛。

補痛者，補其氣乏之畏痛，盛其心氣之謂也。人之懼痛，半由心生，半由氣乏。氣若盛壯，縱痛亦可忍之不顧，若然氣虛，心力不足，則痛尚未至，惶惶汗出，慄顫不已，尚何復言忍耶？觀關羽刮骨療毒之治，則知氣之盛悍，足可制於痛矣。

凡疼痛之症，痛之久則氣乏力竭，多不堪言痛。若言用鍼，則氣虛膽怯，甚者昏厥，故大痛氣乏之疾，亦戒之鍼也。若以氣鍼即之，則自可以氣住痛，以氣補虛，已而入鍼，則自乃無虞。若曉之以理，示之以法，則益佳矣。故凡大痛致虛之症，惟宜氣鍼，先劫其痛，先起其虛，始乃調之，效速而穩便，誠氣鍼功用之獨擅耳。

二十七曰刺異。

刺異者，刺其異於常，異於氛吸病引之化刺也。氣鍼刺穴，本無常穴。但凡氛引，即吸鍼以刺，是爲穴引取穴也。穴引之外，氣治之間，體之見於異常者，即取之，此蓋異位也。是故咎位、異位，誠氣鍼自然取穴之兩大法門歟！異位者何？異變之位也。當其氣治之時，其五體百骸見異者，皆是。若腫、若鼓、若陷、若木、若癢、若澀、若水、若火、若動、若彈、若風、若電、若争、若寄、若死、若離、若呼、若語、若光、若暗、若彩、若黑、若香、若臭、若脱、若羈，等等奇象怪形，不一而足。取之以鍼，必生奇致，是爲異位法也。

其有膚色爲之變，或紅疹，或紫練，或烏綫，或白癜，皆爲病候之表，氣血之然，亦可參酌而刺之，以氣而測之，務復其常也。

異位引鍼，亦氣鍼之所獨擅，蓋非氣道當無如斯之異，即或有異，亦不知夫有以爲鍼，有以爲治也。

二十八曰無方。

無方者，行治無方，即方爲方，其所爲治，自得天然。鍼灸法之爲治，理、法、方、穴、術，缺一不可，然縱殫思竭慮，亦復人爲難周，有爲難合，是以處方有得，亦或有失也。氣鍼之爲治，可謂自得其治，自得其法，自得其方，自得其穴也。抑有理而無方，有法而無穴，有應而無術，玅得天然之合也。

原夫鍼刺者，有爲人爲之鍼治法也。亦治病以祈適病，病苦以祈適治之反正道也。其間人之識病，病之應法，皆人意管窺，病其難言乎？是以識證不當，治必無當，若由病擇治，則治無不切，此自然之治所以勝其使然之治也。氣鍼之爲治，病之自治，自得其治之道也。故氣鍼之方，引咎位之所定，異位之所成，原其無方，是以生方，以是非方，是乃真方。故一鍼之下，配伍自成，一鍼未下，方其先定，定而非定，以是病定。誠非假人爲，企真自然，本來應如，本來當是之法也。是故無方之方，方無不合；因病之契，病無不契；因邪之機，邪無不機，是乃**爲至治無方**也歟！

氣應無方，鍼應有法，較之鍼灸之人爲立方，誠不可同日而語也。是爲無方勝有方，無則勝有則，無爲勝有爲也。故曰：

道之至矣，其無道乎！

二十九曰無穴。

無穴者，言刺治無定位定穴之用也。原夫鍼刺之法，必先洞明穴道。故岐黄鍼灸之法，首列經穴脈法。無脈無穴，刺治何歸？是以經有常道，穴有常位，故治尚立方，鍼尚取穴，分寸毫釐，自必有準，誠差之毫釐，失之千里也。此道千古不易，蔚爲穴法學，蓋鍼家之所必宗也。〈佛〉少習鍼灸，自諳此道，行而有效，效而有信，未嘗疑矣。後習氣鍼，印之臨診，炁之所引，病之所吸，如繩牽掣，强拉入位。方知穴之有位，亦是相對，人有常變，病有移易，膠柱鼓瑟，自必違和，此誠自然之理也。故曰：

穴其可定，病其不定！位其可定，炁其不定！人身處處皆是穴，豈可執此三百六？

〈佛〉之氣道金鍼法之用穴也，穴無定位，位無常穴，任炁所引，隨咎所吸，異位病位，任其變即，刺必當刺，穴無不切，氣無不合，疾無不適，應變無方，玅契機玄，非假人爲，自得天然，惟其無穴，是得真穴！

是乃言曰：

病生其機，機生其治；

玅出天然，本來如是！

右氣道鍼法之爲言也，凡二十有九，蓋外景之玅契也。其内景之玄，治佐凡六，關乎内境，契於至微，言之勿信，即境自知，是非言之宜也。玆秘之，待功臻緣至，其亦天然也歟！

近世有言氣功鍼者，亦以金鍼爲之，或先鍼之而後加氣，或先發氣而後施鍼，或發氣捉鍼而刺，此氣、鍼之加，外在之形合，難契玄旨，非吾法也。其所言指，自與本經無關，亦未入氣道之門，成其氣治之用鍼矣。時人好望名而指實，特揭出辨之云。

校訂者注

①“勿之氛入”，意指氣治時引氣當慎，勿令其入於病場。

形鍼骨鍼論巽章第三十七

夫骨鍼者，動物骨殖爲鍼，形鍼之類也。形鍼之中，惟骨鍼爲鍼械中之尠品，然今人用之者鮮，抑不諳其靈質之尠，生氣之神歟！

考骨鍼之品質，當擇其健亡之禽獸骨幹爲好，其雞犬之細勁骨幹者，皆可就其天然之形而磨製成鍼。其少壯雞骨，質地剛健，堅韌而不易折斷，故古醫多備以取用。其鷹隼等骨，年久者，骨質堅勁，氣蘊雄烈，骨鍼之上品也。至他種禽獸，但凡骨質細密，堅韌挺拔，不鬆散者，均可磨礪作鍼，效致埒也。

但凡取用之先，玆先以功力測試該骨之氣機，其氣機不佳者，慎勿用之。氣之優劣，以温和慈柔者上，慈柔涼潤者中，涼清黏滯者下也。其毛刺粘連，刺逆衝冒，寒氣徹骨者，次之次，不宜輕用矣。

又骨質之取，當用新鮮或陳而鮮明者，若其色暗，則氣色不明，生氣敗亡，行將朽也，自不宜用。其腐臭者，縱然氣佳也不宜用，恐其死氣攖人也。

骨鍼之用，宜自磨製，方乃稱手。磨礪之法，先詳端其形質，形細而堅勁者，可作鍼尖，形粗而剛勁者，宜作鍼尾。其鍼尾則任其粗之，圓勻即可。尖端則視其形質，及施用之需，或圓勻，或尖細，務其光滑瑩潔，不起逆刺、分叉，若然不合，寧其棄之，不可輕用也。欲需長鍼，即應選細長之骨幹，質地務期堅韌，蓋長者易於折裂，故擇骨尤不可不精也。其粗者易磨，細者難礪，選材務優，以免細折也。粗細長短，各備數枚，臨診候用，以應急便也。

細長之骨，取之不難，其鷹雞之脛，多有鍼狀骨，擇其老而硬挺者，磨之爲鍼，方便切用，誠天然之作合也。

護藏骨鍼之法，即日久不用者，宜微擦豆油潤之，以棉布包裹，置樟木匣中。常近地氣，勿近火熱，防其燥裂脆折也。用時宜拭凈，擦之令生光發熱，刺人彌佳矣。

骨鍼之儲，毋使歷年過久，且常宜隨身，令時近人氣，久久則靈靈内透，氣出如氤，氛氳開闔，一如人之正氣，斯則玅也。如若帶鍼修煉，功行透達，再造氣機，和更内外，則其用益善，此功家誠不可不知也。

骨鍼之觀，鍼身黄明瑩潔，堅挺不彎，尖端匀滑，鍼身光溜，則骨鍼之佳品也。若色澤不華，質粗起毛，則不宜輕用也。

骨鍼久用不更，骨質内疏，捻運過力，若還折斷，留端於穴肌中，勿驚，可取則取之出，若不可取，亦無恙。蓋血肉有情，非比金石之異類，當不致排異爲害也。久之常可自化，惟觀鍼之位，及鍼端之大小，倘無虞，自可任之。

骨鍼之用，尖端圓匀和平，難能剛鋒，故入穴柔致，不易傷脈，破皮分肉，不甚生疼，自不若金鍼之尖鋒傷人也。加以骨鍼之氣柔以和，金鍼之氣邪以剛，是以金鍼之刺多劫奪，骨鍼之刺多濟和也。臨診而刺大疾者，其宜於以骨鍼否？

骨鍼之爲用，則與氣道金鍼法之治用相同，然其用勝之多矣。

形鍼刺鍼論井章第三十八

夫刺鍼者，以魚刺爲鍼之用也。按魚骨爲鍼，本鍼家應急之需，後世因之，相與備用，遂成鍼宗一格，傳承至今，亦別有機趣也。

嘗考魚骨之氣，涼和柔潤，清透滑利，靈氣藴然，亦爲物鍼之上品，蓋其玅僅次於雞脛之骨矣。是以鍼家多取雞、魚兩骨備爲鍼用，抑一溫一涼，取水火之象歟！其症之需溫補者，則予雞骨；其症之需涼瀉者，則予魚骨。此中消息，惟氣達者知之，殆物盡其用耶？

魚骨之取，擇其魚大而刺大者，度其腹肋之刺，剛柔粗細得宜者，取以爲鍼。若其尖端過尖，恐利鋒傷膝，可微礪之使圓，則佳矣。其骨質之選，亦以堅韌而富於彈性者佳，間有剛勁而挺直之骨，亦可用之，若形之可取，則稍加磨製，則玅用自可也。

取魚骨亦以鮮者爲佳，若久死之魚，其骨亦死，測之必了無生氣而存死氣，是所不宜。其腐魚敗骨，則尤爲忌也。取骨之要，忌過於炙熥，煎煮太熟，則有傷骨質而多致脆裂；若火候不及，則取之不易，故火候當審矣。若剖鮮魚，於炊火前取之，亦可。

取骨之用，亦當先測其氣，氣之應覺，凡刺裂衝冒者，爲陰氛之癘，斷不可用；而引之無氣，升之不起者，亦不可用。蓋魚爲陰物，陰氣宜升，今導之猶不能升，知氣之不佳也，故不可用。以是觀之，則過之不及，皆非其宜，惟其清和得中，升降自如者方佳，故魚骨之取，難於雞脛也。

舊傳魚腹刺之取，當以第五肋爲最佳，謂其肋應心而全五行，爲性氣之至尚者，故以之應病。然取用之際，仍應以測氣爲是，氣之不宜，五亦非宜。故惟以測氣爲憑，方可保其無虞也。

測氣之應，魚之不同，氣亦有異。然魚皆水中陰物，故其氣涼透爲本，清潤爲真，但即柔和，便爲上品，間有寒中蘊熱之品，則爲至陰出陽，用之益佳矣。

刺鍼於治，體用同於金鍼，參合其理爲用，則玅生治中矣。

形鍼竹鍼論蟲章第三十九

夫竹木鍼者，鍼家喜用之秘具也，近世冶屬鍼盛世，故用竹木者鮮，亦惜哉！

按竹木雖皆有生無靈之植物，然其坤秀之質，山川之英，亦與人體之本氣相距不遠，雖不及骨鍼之靈，亦遠較金屬異物之鍼，殊勝多多矣。

竹木爲鍼之選料，亦律以質之細膩堅韌，挺拔而富有彈性者爲佳，忌用脆鬆易折之質、易毛易裂之物爲鍼，防其毛刺傷人也。昔之鍼家用竹鍼者夥，用木鍼者鮮，蓋竹質堅致，又較木質易爲鍼也。

竹質之選，硬黄青幽者上，老竹斑黄者次之。取其長節密皮，肉質堅緊者，就根上尺許處截之爲材，利刃製削，磨砂細匀，即可成鍼。鍼之長短，非惟其需，更當視其竹質及竹節之制宜，不可率意爲之，防其折裂。

竹鍼之粗者，殆如燈草，細者比於芒刺。務其尖圓其首，匀滑其身，質密堅致，不起逆刺，方可鍼用。其有燥裂之處者，慎不可用；彎之而起毛者，尤不可用也。

護鍼之法，亦以香油拭之，時時擦之，令光滑瑩潔，黄明潤致。但有黴點黑斑，裂痕黯黑，脆變起毛者，則此鍼老化，不堪復用矣。

竹鍼之用，亦以常近人氣爲玅。其有插土萬遍，以起陽剛之氣者，用之彌佳矣。

竹鍼之刺，捻撚需穩，切忌强力扭折，以免折裂傷鍼也。且刺之深淺，視鍼制宜，若逢鍼下堅澀，即勿過深，防其滯鍼致折也。

竹鍼之入，指力勿遜。蓋竹鍼之進，總不若鋼鍼之鋒利也。是故凡人多以爲竹鍼之刺，入肌膚必若芒刺之在背，疼痛難忍，殊不知竹鍼尖圓，柔硬得勢，破皮入肉，反不若鋼鍼之利鋒生疼，並傷損腠理而奪氣，是故竹鍼多爲古來鍼家世醫所重，秘而不宣者也。

竹鍼之用，亦同氣道金鍼法，此氣道形鍼之通則也。

形鍼觸鍼論升章第四十

稽夫觸鍼者，即觸接膚表之尖物鍼治法也。此法介諸形鍼與象鍼之間，然以形接，故仍歸之形鍼，蓋形鍼之别出一格者。原夫形鍼，皆取形體之鍼，刺鍼入肉之法。而象鍼者，又爲不觸及皮肉之法。此觸鍼則觸於皮表，而又不入皮肉之變法也。

觸鍼之具，凡諸尖硬之物，無一不可，鋼鍼、木鍼、竹鍼、骨鍼……乃至人之爪甲，皆可玅用自如。其間以爪甲最爲便切，後世之爪鍼、指鍼者，皆此類也。

然觸鍼又異於指鍼之點穴、按摩、驚竅諸法焉。蓋點按類指鍼，殆鍼灸刺穴法之變也，其所體用，不離經絡、穴法，實亦推拿、按摩之類也。夫觸鍼者，殆氣道鍼法之變用也，其體用不在經絡、穴法，及諸手法、手術，及諸按摩、推拿，而在乎一氣耳。

觸鍼之用，觸氣合一，舉觸行氣，常可應機。應機致治，玅契神形，故觸鍼玅至，功埒破膚入肉之形鍼也。

鍼之爲觸，器則無别，然物物之氣有異，故測氣選器，猶有擇焉。是凡觸器爲鍼，但其氣之温和宜人者，又復便捷靈透者，則又莫若骨鍼與吾人之指爪也。故觸鍼也者，殆可稱名曰爪鍼焉。

爪鍼之用，藉於爪甲，若爪甲軟薄而不堪用者，則可代之以骨器之鍼，或竹鍼也。

爪甲之用，玅化由心，剛柔相濟，輕重相宜，收發隨意，契變關情。

且發氚引戾，繫氣接埸，得心應手，玅如一體，故向爲功家所獨重也。

至其經治之用，則大率如金鍼之氣法，而略有所别，今述其别，但參合“形鍼金鍼論恒章第三十六”之述，則觸道體用之真義，自可了於心也。其異有三。

一曰貫甲。

貫甲者，氣貫爪甲觸鍼之謂也，凡行觸鍼，皆應先行發氚貫之，以便帶氣施爲，氣觸合一，應觸隨意也。

夫爪鍼下切，當諦審輕重。輕者失之浮，氣可達而觸不達也。重者失之沉，則觸可覺而氣罔覺也。是故覺者，觸之以適而中和者上也；痛而適止者，次也；不痛而和之者，中也；不痛而復不適，痛而不適者，下也；其應刺痛而即氣不和應者，下之下也；其有觸之痛徹而無氣以應者，穴之偏、治之失也；其刺痛而不可耐者，貫氣之不足，爪利而重故也；其一無覺受者，無氣以貫，爪鈍而過輕也。凡醫者貫氣之不足，則下爪無氣，此非觸鍼，蓋指鍼點穴類治也。是以觸鍼之道，務以氣即觸鍼，應氣觸穴而消息之，當適之中，運之和，出入利，調變明，方爲中觸之氣治也。

若夫中指而熱者，其疾寒也；中指而寒者，其疾熱也；中指而呼加力者，其疾虚也；中指而拒觸切者，其疾實也；中指而應之疾者，其疾表而出也；中指而應之遲者，其疾深而沉也；中指而衝手者，其氛以出；中指而吸手者，其咎以即；中指而引之去者，其邪之動；中指而牢不可移者，其戾之著也。寒之沉之，熱之浮之，虚之濟之，實之泄之，出之導之，沉之引之，動之驅之，著之移之，應之浮之，不應沉之，各致其氛，無過其度，觸治之玅也。

二曰變用。

夫觸鍼之用，不似其他形鍼之著入肌内，固不可移，其接膚之間，功用已臻，而鍼未入體，尚任可移易。故診治之際，或氛之引，場之斥，氣之牽，邪之拽，常可治用未竟，指爪已被强移，而觸他處也。移而復觸，觸而復鍼，鍼而復治，治而復用，此蓋觸鍼變用之玅法也。是以觸鍼之行，出氛更穴，始移終易，少則數更，多者數十更，更穴治疾，周遊五體，遍即病戾，環治之畢，時可復原。即起手之位，復常爲收手之處也。其周行之徑，即爲病邪之路，當精意疏之，以破疾網，如兵臨陣，契其要害，則病陣自破也。氣道之言環治破陣，其惟觸鍼乎？此誠觸鍼之所獨具，玅用天然，非等閒之可即也。其至微之處，亦氣道之精微歟！

夫病之網也，必起夫一結。是故病之原委，多爲疾根，治病契本，破陣擊機，擒酋搗巢，衝要破陣，其玅致一矣！故觸治亦當於周行之間，測得源本，此又一而衍多，多而歸一之至治道也。亦皆氣觸之治之天然玅用矣！

三曰封行。

緣觸鍼之治，時復更行，出氛移穴，周循氛中，周則周也，專則不及，是以出氛濟氤，多所未竟。故經治之畢，更當化氛氣以封行，甚者更當布諸氣場，移磁換氣，以善其後矣。張其氣道，導其氣穴，護其虚門，阻其邪逆，盛其氤氣，化其餘戾，和其氣脈，順其真機，務致其平，是名封行。是故封行者，殆封其周行觸治之失也。故曰：

觸鍼之行，行簡旨深，深在不入，入則玄真！

鍼經師坎道部
之六

象鍼相示論訟章第四十一

原夫象鍼者，幻象實相之意導鍼法也。言其有，則無鍼以刺；言其無，則有象以示，蓋介乎形神之間，寄於陰陽之半，行之虛實之内，即夫有無之中者也。若詰窮其實，則誘導加氣導之法歟！

夫象者，形之所以表其貌也。是有爲之形，形爲之物，物爲之狀，狀爲之象，以物象示意，即所以示物。物而生象於心，象而生心於意，意而起念，念而情激，激而契力，力而合神，神而致形，形而覺生，覺而氣行，行而動生，動而生功，功而生治，治而生調，調而生平，平而致常，常而臻復，效乃由是而寄耶！是故象治之道，本契形神，若但指爲“心理作用”，則難會其本矣！

原夫人之受象，本直關神形。形神相因，變化由生，豈徒“精神作用”而已！觀夫聞虎而慄，見蛇而顫，甚有昏厥氣脱，二便失禁者，此非象之攝神之威歟？是故見鍼而直覺其刺，見刺而隨慄其形，呼之以應則應，示之以變則變，移乎神而動乎容，有以是也。故曰：

但挈其神，便得其形，神之所引，形之所行！

挈神而復濟之以氣，是虛中有實，無中以有，陰陽混一，形神同治也。

其有神全志堅之人，好徹善悟之輩，不輕爲意象所動者，則其神難移，其形不替，其氣難予，其覺不感也。此則，象鍼自難能施爲，難以克效，則有象不若無象，反不若有形之鍼，無象氣治矣。故曰：

象鍼爲道，幻意致中；神移情激，易致厥功！神不爲動，象乃本空，意不承覺，氣亦虛蒙，幻哉象夫，著執塵風。嗚呼！象之以法，唯欺凡庸！

此蓋受象執相者之特有治法也。

患者著相，象治之本，醫者執相，象治之因，醫患同幻，象治果生！萬人迷象，神移形臻！此蓋象治之所以生，陰陽之所以成，天地之所以立，萬有之所以真也。

夫施術之醫，亦備形神。形神相對，對待由生，相與轉化，凡體一身。是以入得其境，我他本假，會合形神，一體是真。故物化之境，我他不一，彼之苦樂，我身具見，治我治他，其致一矣。人執彼我，殆有形界之生生對待也。是以我乃是我，人乃是人，此人我之對待也。對待之有對待，是必生夫人乃是我，我乃是人之待對也。以形界言，前者以絶對言，後者以相對言也；以神界言，則前者以相對言，後者以絶對言，此又對待中之對待也。

原夫氣醫之爲治，蓋由形而氣，由氣而神之神氣界之治也，是以入得神界，方爲氣治；入得神界，方知氣治；入得神界，方行氣治；惟入得神界，方能真正會得人我形神，方能真正明知形神陰陽之對待道也。

吾人本形神之對待統一體，故趨形入神，無一不可，趨諸形界，則形界之道致知，入諸神界，則神界之道致會，然人生物質境中，是以於諸神界之境，自是知之甚少矣。是故醫而不入神界，終難知行氣治之道也。

象鍼之施，惟契心力，若還用象，神寄形中，形神並致，乃生心力。心力所加，象氣出焉。象氣之出，形非其形，神非其神，形容神中，神寄其形。是乃以鍼象之，如刺其人；以刺象之，如加其身。心不生夫我他之相，意專致於一體之真。刺神之即，萬應其身，一之與萬，數象本空，明於此理，天地其中。是故心力之高下，實關乎刺神之真僞。嗚呼！彼之與我，兩神相接；彼之與彼，形神相衡；神即形即，成敗立現。是則彼之定力勝我之心力者，其法自僞；我之心力勝彼之定力者，其法自真；彼之形執勝彼之神執者，受法必僞；彼之神執勝彼之形執者，受法必真也。此象鍼真僞應否形神之辨矣。故曰：

我他一體，形神一名，無對本對，變化是生，象之應假，氣之應真，能即氣法，玄致自神！

噓！彼强則我僞，我强則彼真，但明心力之神角，自得形神之秘真！但明諸道，本契一心，象鍼之秘，復有餘藴？

象鍼之奥，理本於是，然斯理殊不堪爲患病者道，若還洞明，便生了心，象其潰矣。是則幻即非幻，象其非象，鍼非其鍼，治非其治，象鍼其能所泯耶！是曰：

幻之於心，必使之迷！明之於心，必使之清！故小術每以昧，大道必以明！

若於鍼知情之士，則必其合心，意以從之，自可以神御形，以氣應鍼，亦自效中，此蓋自象之專致爲治，殆客氣自導之爲功也。故曰：

象鍼本僞，即心即鍼，兩意合一，其道自神。自神若行，其形亦應，形兮神兮，自假自真！

但明此理，則象鍼之法，機無不巧，發無不中，應無不神也。

故爲象鍼者，當善夫攝心。但能攝心，何治不利？不知攝心，何治能中？

夫象鍼之示，則之凡三：一曰視受，二曰聞受，三曰覺受也。

視受者，示之以鍼，令其目領也；聞受者，言之以鍼，令其聆接也；覺受者，曉之以意，令其心會也。象鍼之法，縱可變幻，然萬變不離此宗，皆著相之所應也。

象鍼以示爲宗，以言、以聞則偏諸意鍼之用也。象示以鍼，則以攝心爲上，鋼鍼之利，人皆畏之，其最宜也！

象鍼行示論困章第四十二

象鍼行應者，以動作示象，更較相應之法著諸有也。夫金鍼之作象，攝其心而懾其膽，敏感之人，著臻其境，效如桴鼓，應若立竿也。其用則之可三：

一曰虛刺。虛刺者，虛空作刺，示如有形，復以言喻示，俾患家心生受刺如斯之象，因而動神，神動則形應之，此虛以作之之法也。

二曰實刺。實刺者，實物作刺，或人身，或木偶，或棉孩，以鍼刺以相應之部，復以言喻示，俾患家目接心領，神感形隨，同生受刺之象，此實以作之之法也。

三曰伶刺。伶刺者，戲刺之謂，或刺以圖，或刺以衣，形同戲文，以假示真。動作以示，復以言喻，俾患家感同身受。但刺應其位，則形神感動，鍼效立見，此則虛實變幻之作也。

如是之作，虛之、實之、虛實之，三者俱見。明於是理，則行應之道，亦萬變不離其宗也。是法固可更，緣由而生，而道則一矣。

夫象鍼之行，應之者心，惟動其神而已。是以但攝其神則任可施爲，不得其神，象空行空，徒勞無益。故曰：

得神者治，失神者亂，契心者神，離心者庸也。

夫象行之法，神應則治，故治之爲用，用之一人可，用之十人可，用之百人千人，但即其象，但觀其行，印諸心而動諸神，則自無不可矣。

或曰：人之衆也，氣必不及，何以百人千人亦可動之？曰：夫聆聞其象，同生其念，念以動心，則無不合形也。夫氣之所即，數本不實，空本爲虛，一人千人，感皆同矣。

或曰：其有效與不效，小效、顯效者何也？曰：其效之有無大小，則惟視夫心性信誠之度。故篤信者，多篤效；專意者，多顯效；不信、不專，宜其無效而小效也。

感應之應，亦有大小，除心之不專外，其脈絡通和與否、敏感與否，自皆有別也。

象鍼空示論未濟章第四十三

夫象鍼空示者，即空手佯作撚鍼之空示也。臨診之際，狀如有鍼在手，以指撚撚，進退提插，一如鍼入患者肌膚之中，此即所謂示之以象，會之以意，著之以形，玅如其行者也。

指象爲鍼，約分真僞兩端：其真者，蓋以氣合象之神鍼初階也；其僞者，則有象無氣，即徒賴暗示之外象鍼也。

夫指象之爲鍼，象行以僞，氣行以真。是刺以虛空，刺以實物，刺以伶戲，刺以畫圖，皆無不可，唯須傳神攝心，以致其念，但挈其神，自乃佳矣。

至其爲治，但能耳聞、目睹而意會者，皆可動神制形。大人，小人，男婦，外夷，皆可對應作之，其人心領，便即如鍼，甚者可見呼號疼痛，一如身受者也。若與千人萬人爲治者，則可象以意達，氣以神會，但能應氣契神，則其術自神也。

若夫醫者善爲氣治之神者，則爲此象鍼則無往不利，蓋施爲之際，氣應象行，相得益彰，心握衆象，氣契群應，自然千萬之衆，猶如一人，但即其境，便即玅生，感同身受，效如桴鼓之音隨矣。嗚呼！萬類一體，人我本空，時空非實，數量本虛者也。若不諳此理而信受乎心，則心生疑惑，意念不專，神不契象，氣不合行，心之不爲，術其難爲，己之不神，人焉能應，則行而無效，效而不信，雖神鍼亦難應乎氣，況其下耶！故曰：

象鍼空示，本係虚示，虚應實示，方爲真示！

明於此理，契於此機，則象鍼空示之道，蓋盡於斯矣。是乃又云：

象鍼之生，本肇自心，己之不信，勿施於人！

己心不真，人信亦幻，治若如斯，道其墮也。此而言象，實已非象。

指象之道如是，是以爲治之理，更不宜向患家具示，若還心知其空，見醫作勢，自必竊笑其伶。意下輕視，神不之合，形不之應，則行而無應，術亦空矣！有鑒於此，則神而秘之，神秘之託，有以來矣。古巫、古醫如是，其蓋不得已耶？

象鍼意示論解章第四十四

夫意象鍼者，不以象、不以形、不以勢、不以伶，惟以意潛示，即生潛象，此蓋誘導法之傳象鍼治也。意示之象鍼，氣偕意以行，氣意相合，乃爲真法，若爲誘意，則幻感之類也。

意導之法，法無定法，明以啓之，暗以示之，促彼想象，意動象生。象生契心，心以引神，神以啓形，神形有感，覺效自生，意示之治，道生於斯矣！

意分明暗，傳示其一，明示多以言誘，暗示多以意誘，法固不一，意感則一。故曰：

人之六識，皆能達意，六識化分萬法，萬法歸諸一意！但契其意，法法隨意！

稽古之爲象鍼者，多藉神話之説暗示，其效甚捷。間以時空神之，則效致益佳，此蓋約示之法也。或告曰：

“後夜子刻，吾將作法，祭飛鍼爲汝療疾，汝屆時當静俟之，但能志誠，必有其應，但能寧心，必有其信焉！”

患人聞示，果伺時以待，值其子刻，果覺有信應之如醫者言，此蓋意象之類，傳示之法也。若患人脈氣敏感者，效信益著。

按意象之法，亦有真僞，其真者，蓋氣破時空之所爲也，其僞者，蓋暗示自信之敏感，非真有飛鍼矣！

意象之鍼，治人宜寡而不宜衆。蓋一人之治，若其篤信則效必中，若其不信則猶可有託，責言其人意之不誠，念之不專也。若其多人，則或有一二不之信者，便竊笑疑語，嬉戲打狂，衆皆不能静致，則縱然發氣千里，亦必落敗。蓋群情生疑，笑鬧擾心，難會於意而生乎象，難際乎氣而應乎覺也。是故意象之爲，信所必具，離此而即，未之聞矣！故曰：意鍼象鍼，意誠乃鍼，象成有鍼也！

是故意象之鍼，古來多假巫、祝與僧、道，蓋增其神秘也。其有合諸些小法術而爲之者，玄變奇異，惑人心智，迷昧其情，懾攝其神，其驗必著，此道蓋亦“攻心爲上”，應形次之也。明於此理，則古來所謂“請神”“下仙”之爲治者，其理自亦明矣！

今人重尚物華，崇於形質，率輕精神而視爲迷信，故此道殊不易偕。故今之爲象鍼者，純以象欺，必多不應，是必以氣補助之，以神感應之，方克有濟。欲爲意象之治者，其慎之也歟！

象鍼之行，變化多端，今僅舉此四類，所以示準則於大約也。

象鍼之真，半落陰陽，真僞難辨，虚實難揣。人之夙性，好窮真僞，於諸氣道，則真僞之辨，信其難矣。

昔〈仿佛〉嘗存“參真吟”一詠，非詩非賦，意頗啓省，兹録之後，以爲象鍼道之結語云：

世人求真，何而是真！凡諸真假，本皆境生；無其爲假，有乃是真！真真至極，反化無真；無真之真，則自非真。是以真無終真，假無終假；抑且真中有假，假中有真！嗚呼！

真真假假，假假真真，因境變遷，是爲假真！噫吁嚱！

假作真時真亦假，真作假時假更真；

假作假時假非假，真作真時真非真！

明悟此理，自契象鍼！不信象鍼，自宜其難契神鍼也歟！蓋神鍼者：是真是假，非假非真！

神鋮氣修論涣章第四十五

夫神鋮道之氣修者，蓋起氣合炁，修合神炁，以爲神鋮道之築基也。

即修之法，法無定法，以無定法，是乃有法，故法者，有界之權宜，修爲之舟筏也。

原夫有無動静，本已賅法於千門萬宗，挈綱握紀，法緣皆空，本無可言喻也。故法者，衍之則無窮，歸之則無有，此無爲所以爲萬法之本，自然之所以爲萬修之師也。此道門所以以太極門爲無爲之宗、五秘之首歟！太極門所以以“無極禬”爲萬法之始，群修之先也。無極而生諸有，有以化諸有，此殆根以發杆，細循枝葉，法開化合，無有相肇之道也。

稽夫氣修法之於神鋮，蓋捷徑之於鋮功歟？捷徑之漸，是曰築基，築基之起，神鋮之先，氣之爲也。是以凡習神鋮，無不以煉氣爲修即，以先濟其體也。是凡生氣、盛氣之爲修，無不可藉以爲法，待功高氣鋭，便可煉氣爲炁，由氣界而入炁界，即炁而煉，神鋮之體用得也。體之初成，是皆氣之初修也。

肇氣之法，法無定法，然氣者，陽也。動以生陽，動以盛氣，是故各派於修命煉氣之初爲，殆無不藉動功以生陽通脈也。而各門神鋮之基功，自無不以動功即之，蓋非此無以肇開外絡，外絡不通，復何以即其内脈内氣否？此亦氣修道之要秘矣。

然動之爲功，内動可，外動可；無爲可，有爲可，但凡動以盛生於氣者，法法皆可，無法亦可。是修動之爲道，氣動爲其主修也。然修契有無，是無爲而修者，誠修法之本也歟！稽夫動以爲功者，惟有爲、無爲而已。有爲者，自主性動作也；無爲者，自發性動作也。有自主，有自發，是生乎半自主、半自發之動作也。是以動功之動，則之蓋三：

一曰主動動功，一切動作，人爲編排也。二曰自動動功，一切動作，潛意誘發也。三曰功動動作，一切動作，静極自生也。

三者之間，一者，人爲運動也；二者，自爲似動也；三者，無爲本動也。是後者方爲氣之真動，修之真爲也，此動修之所以推無爲法門之太極門無極禚爲其始歸也。兹書所以立太極門正法爲則，鈎其玄要，爲初學之築基云。

太極門者，無爲法之宗門也。法自無而之有，復以易數大九之則概之，無有逆修，故由一而至十，由始而之終，終者始之先，始之爲九，則終先爲十也。是故太極門之修，由十而入，自九而始，返一而歸，返無而極也。其始之先，以十爲預，其終之後，以無爲竟。夫十者，一之復周，無者，一之後本，皆肇於此理也。此即太極門之“數理功行”以象還元返本，無爲無得之道也。

夫數之無者，曰零，數之有者，曰一，一而之九，至十乃周。故十者，有極之九數之復歸，數理之盡也。夫無以肇有，須無以存有。若無無存於有，則有其何生？是以數理之寓，以一九之有歸終於十，十而逆之爲九始之先，寓無還有，斯乃含有之無，始能無而生有，有以歸無，成其太極門無爲法之大道也。象數寓哲，本乎一貫，於此見矣！

自十而入，其法名曰“十方無極禚”，此禚本爲“數理功行”中始法“九宫太極架”之發功基架，是以又名“道行開基手”，此而入功，無爲發動，則爲功動動功之上乘入手也。

太極門十方無極禚

此禚爲無爲之初樁，是以又名“十方無極樁”也。本自無而之有，旨在肇開無有之因，而臻無有之果，復自有而之無，已而成其無無之歸也。

夫以無而始者，必以無而終，故是門之無有有無之修者，乃自然所成，竟其始終皆不假人爲，是乃爲無爲法也。夫以無爲爲道，自必以有歸而無始，無以生有，必有以寓無，有以歸無，必有始於無也。故曰：無爲因結無爲果，無爲始歸無爲終。

明於此理，則無極之肇有極，有極自歸無極之體用，自昭昭矣。

無極之爲言，無可爲言也；無極禱之爲訣，無可爲訣也。循其名而責其實，則名其無極，實亦無詞，無言無訣，何以行爲？蓋有界尚其有象，故不得已而作有詞。故曰：無言而言，其强言乎！無訣而訣，其喻訣耶！不得已而作訣言云：

不欲不念——心如無極也，

不式不勢——形如無極也，

不言不訣——法如無極也，

一靈獨存——孕含太極也。

但會此訣而行之，則自得無爲自然之本旨，形神俱玅，與道合真，玅入無極之境也。

無極者，無無之象也，本與有極相對，其以此而名禱者，一在種無無之始因，以肇無無之終果也；二在示禱法之無爲，以生修作之有爲也；三在展無極而太極，太極而有極，有極而太極，太極而無極之終始也。

無極而生有，故静極則動，陰極則陽，人機不行，天機自動也。昔張紫陽有云：“人心若與天心合，顛倒陰陽只片時。”

夫身心兩静，則無爲自生有爲，身心不爲，則神氣自然動作，氣動則體效，陽動則架隨，遂發爲動功也。此入無門之法也。無法之訣有云：

十方無極禱，太極孕陰陽；

四體虚無爲，一心静有常。

地天纔顛倒，氣脈忽開張；

動自陽生起，午前子後良。[1]

此言“午前子後”者，言其陽氣之盛，内應氣機，發功易動也，非修爲之定其時也。

無極襠發功致動已，尚非真動也。殆其動經“八假”而臻“一真”，“一真”而歸“九架”，始乃由十方無極襠入“法門”，而至“九宫太極架”之正修，蓋太極門之修，本兹九而始也。八假者何？曰：

一曰弛，二曰斜，三曰欲，四曰習，五曰病，六曰意，七曰勢，八曰氣也。

此而八動，皆動非無爲，由八因而致動也。一真者何？曰：

宫動也。

宫動以出宫架，皆因功而有生，是功以致動，故可言功動也。宫動出“九”，數理之極也。

初發之時，易著心相，易落有爲。但能著定無爲，則自能層層去其有執，去盡諸有，終必歸無，自然去僞存真，入於真動之境也。

去有之法，在不著諸有，但執形神内外之一相，則自必難臻玅境也。嗚呼！人生有界，故好而習之於有，落相寄物，是其順也。故幻象虚情，易染形神，悟而去之，是其逆也。夫無而生有，有復化有，因而著之，則化衍無窮，安能自有而之無，自假而之真歟？惟無以生有，而不著乎有，則有有無著，有乃自退而終歸於無，道乃自進也。故曰：

自無而有易，自有而無難，若欲入無極，須離諸有觀！

但知有著，自契無爲，無著諸有，功行之本也。是以發功致動之際，毋尚於動，以免著之動相，而落有爲也。是以太極門十方無極襠、九宫太極架中有功動内訣云：

“木人動，覓主翁！”

此言木人之動，若傀之伶戲，若無人提攜，何以爲舞？是當覓見提綫之人，方知致動之源，猶發功致動，亦必索其所以爲動之因緣也。

太極門由自外而内之“九動”入道，其無極襠而至九宫太極架之動，殆始動之形動而已。“九動”之法，蓋即“九秘”，自九九而歸一真，復還一無，道之大，亦博也哉！

夫九宫太極架者，道門之築基也。築基之功，猶造屋之打基也。地若不穩，難起摩天；基若不穩，叵修上乘？故初功亦不可忽也。

凡習神鍼，需先修習道門之基功，尤須習得收發氣道之能，此而無修，難言其次也。

注　釋

①此訣見《氣功傳統術語辭典》“十方無極襠”條下，但參其文，其義自解。

神鍼道修論坎章第四十六

竊夫神鍼者，修御神炁爲鍼之法也。古來所言氣鍼，其惟神鍼乎！此蓋中華氣鍼道之正傳耶！

言及神炁爲鍼，今之重物輕神者，殊不之信，蓋物界形鍼易見，神界炁鍼難即也。未經自身體驗，焉能信之？以故神鍼難行也。

原夫三才之成，自是各有虛實得失，其形界之物實有，於神界則氣透之若無，此形神有無之對待也。是故以形質爲鍼者，於物有界爲實，於神氣界則爲虛也。合以形神而言，則爲有象之無，實中之虛也。以形象之象鍼者，於形質界非實，於神氣界亦非實，意象之外，故爲虛中之虛，實中之實也。以神炁之言鍼者，於形質界爲虛，於神氣界則爲實，是爲虛中之實也。是以神鍼也者，蓋非有非無、虛有實在之一炁耳。

稽夫天地之氣，由實而虛，要在三界：一者氣界，二者炁界，三者㢧界也。稽夫人之發氣，由形而神，類分三氣：一曰浮陽，二曰神炁，三曰性息也。而浮陽者，氣界之存也；神炁者，炁界之在也；性息者，㢧界之約也。三氣因境而異，別之則三界，合之則一氣耳。

夫浮陽者，天地之粗，人身之衛，人皆有之者也。常人散彌，功者知凝，散則無功，聚則有能，能而致用，用而自神，此氣殆初即氣治之念力氣也。

神炁者，天地之英，人身之華，人皆不無，證知者鮮。惟需修破無礙，出形脱神，氣入炁出，直透炁界，始乃真凝若聚，發爲神炁。神變無方，玅用萬能，外貫陰陽，内透形神，即氣道之中乘心力氣也。

性息者，性元之消息也。天地之本，人神之根，覺而得者難也。修惟破有出無，時空虚至，無無而爲，直透三界，性元顯現，弘開真劤，外貫萬有，内契一無，不知其玅之所以玅，此蓋難以指言上上乘空界氣法，靈力之氣也。

神鍼之爲，修契三界。蓋初即心力者，浮陽之應，氣界之用；半契心力者，神炁之應，忽界之用；玅透心力者，性息之應，劤界之用也。氣界之成，功臻初品，半真半假，似有似無之成也。忽界之成，功臻中品，即真即假，非有非無之成也。劤界之成，功臻上品，無真無假，無有無無之成也。

三品之成，言其修之階次，然此概言也。至其功用，則初品之階，功用未到，有凡用而少神玅；上品之階，功用已過，有神玅而少凡用；惟中品之階，功用始全，神而以用，誠玅如備至之成也。蓋神炁之應，半陰半陽，虚實一體，玅挈形神，自得真幻神用之玅如矣。是以〈玄一〉先師有云：

“神用之玅，最關形神，出神入形，故名神鍼!”

故神鍼者，殆三界氣中之中品道歟!

觀道門“七步塵技”炁道門、咒道門、神道門等傳，言稱神鍼者，蓋七宗九門歟！七宗九門者何？曰：但明七宗，九門之説其自在也。其約曰：

一曰九陽神鍼，傳謂醫家祝由門，蓋醫宗道學者之所傳也。二曰混元神鍼，武家武當門及天門派南宗之世傳也。三曰太玄神鍼，道家天師門，其後又爲嶗山道、龍虎教之所傳也。四曰白虎神鍼，道家法術派玄真門之所傳也。五曰天姑神鍼，道家符籙門、其後巫門中亦有所傳也，是又名玄女神鍼者。六曰太上神鍼，道家劍仙門塵道之所傳也。七曰太極神鍼，道家太極門塵技道所傳也。此蓋七宗九門之分肇，各派神鍼之大約云。此説明清之世漸已傳真，其餘門類之神鍼派，無能出此七宗。

蓋支脈小派，塵技之傳不詳矣。

神鍼之修，向分剛柔兩道，〈佛〉今析之爲三，中命之曰和，是乃切合剛柔而言之，用括後世之變法也。

神鍼修階，自分“三步五等”。三步者，實隱“三布”而言之。布，周也、合也，是周合之於鍼道，謂之布也。

原夫“三布”者，三才也。明曰天地人，實隱日月星，日月星者，三光也。何以言之？蓋神鍼以光爲其修爲品階之稱，光者，象其意也。是故凡言“天布”者，修光臻日階之指；“地布”者，修光臻月階之指；“人布”者，修光臻星階之指。何以言之？蓋小星之光遜於皓月；皓月之光不逮昊日也。故“人布”之功，惟神鍼初成之功光階，今世有言：修神鍼至“人布”之成，謂爲上乘者，是不知真秘“三布”之稱矣！

神鍼之成，至“人布”爲小成，至“地布”爲中成，須至“天布”方爲大成，始爲上乘之功階，神鍼之絶學也。

稽古傳神鍼，乃序以“三布”，但臻初成，便爲神鍼，亦爲入門。後神鍼向秘，支派橫生，其有因修爲與傳法之便，而復秘分其階爲“五等”，號曰“五品三傳”，是爲近世神鍼門之一説也。其有襲以“三布”之説，而更其内涵者，曰“氣部”“物部”“人部”，隱“布”爲“部”，至“人布”爲究竟，是秘以顯示，故作僞言也。尚此説者，其精究焉！

“五品三傳”之分，其修以逆行。其五、四二品者，爲初傳；三、二兩品者，爲中傳；一品貫頂，復臻玅無，乃其上傳，至是方爲究竟也。

按此“五品”，修分三傳，實亦“三布”舊説之衍變也。然其“三傳”猶有別焉：五、四二品，是即初修，實係“三布”光階説之初修築基法，殆分裂“人布”初修之預修、基修、功修而成者，此殆故秘其法、故神其序之變傳法也。是故五、四二品者，預修法與築基法也。

其後三品者，亦大同“三布”之秘學也。

清末民初，多有宗此説而傳者，自與道門“七步塵技”之傳有異矣。然此説亦是有理，蓋初即神鍼修進之人，實宜依此次第，蓋不習初階，便難貿然進修中、上之訣，於“人布”之學，尤須先即二基部之修爲也。近數十年來，神鍼向秘，各派於“三布”之學，“五品三傳”“三部”等説，别有新稱，其修序亦略有出入，然其修爲，仍尚“三布”古傳，惟稱謂分階少異之耳。

神鍼之修，以自身神炁之成，爲其養鍼之基體，俾采引外物之氣，爲其鍼機之玅用，形神交變，内外相化，陰陽互衍，變幻由生。各派遂因合多端，成其諸般神鍼，此心法有自，門類衍出，稱謂多致之所由也。

其有采日華者，爲太陽神鍼；采月華者，爲太陰神鍼；采火精者，爲火龍神鍼；采水英者，爲玄武神鍼，殆采擷多樣，理足法備，洋洋乎大觀也。然其修契訣法，總不外形神兩端，神炁一脈，學肇“三布”。有言神鍼傳分南北，並言北剛南柔者，然此非確論，蓋南北之傳，清季中葉，即已日見混融，而南方之傳其於剛道猶多，蓋北宗南傳，術風日變也。值斯而分，必多不類，是乃不拘南北，而竟言剛柔也。

考神鍼之體，又分自主神鍼與夫客運神鍼兩類，然其神用則一。夫自主者，自炁自成，自藴自發也；客運者，神運而搬，客運客藏者也。修習之法，初修大同，殆功在攝神即炁。殆至中階，始乃分道而修焉！昔之傳承者，每謂自炁自主之神鍼爲鍼道正傳，其客運之成則曰旁門。考南北傳道者，率多傳承此法，是正旁一宗，何爾妄自鄙薄若是，噫！亦自囿也。兹陳原委如右，俾理法一總，千門一宗，會其真要，歸其原本，立説而經，用肇後之來者云爾！

原夫刺治之爲，神爲心治之爲也。古來肇分形神兩端，形曰金鍼，神曰氣鍼，是一用而統契形神，刺治之備至，原真之道畢矣！是故先師〈玄一〉先生教云：

“凡刺之真，上真本神，下真本形。凡欲本神，必先事形；事形之神，終須契心！故事形易而契心難也。”

至哉言乎！刺之一道，形神有別。夫鍼灸之爲治也，必言經穴，而神鍼之爲治，必悖經穴，蓋鍼灸主乎形而治於形，神鍼則主乎神而治於神也。是故鍼灸之道，脈有常徑，穴有常位，醫心有自，病體有依，方穴術行，因一定之理而來，故仁者見同，主著乎形也。若神鍼之道則不然，脈無常徑，穴無常住，氣無常道，方無常約，理無則而法無定，方無方而穴無穴，醫心若無斷，則病體以自治，此人道不爲，天道自然之成也。治以其然，故一以病場氛邪之引斥爲用，是皆主用乎神也。

夫定者易而變者難，形變易而神化難，形之易知，神之難了，形神分主，各致其宜。然形之爲疾，神必有兆，神之爲疴，形必有徵，鍼灸擅形，責諸形質之過，神鍼耑神，制諸神氣之衍，治尚奇正，二而一、一而二耳。是形神鍼治，誠相因互濟，不可偏廢者也。爲醫而知器而不知氣，其曷爲可哉！故曰：明於形神之刺，刺之道畢也。

稽夫神鍼之治，神治之道也。致意專志，心無旁注，上治尚入，下治尚出。入者，入彼我之神也；出者，出我之神思也。故曰：

知出者下，知會者中，知入者上也。

神鍼之刺，神之刺也。刺之神，本乃神。上刺者，刺彼我之會；中刺者，刺彼之應；下刺者，刺我之念也。故曰：

神鍼之要，刺神爲實，入神會刺，自得真道！

神鍼之爲道，出乎形而入乎神，一言可即，玅至備也。

神鍼炁修論蒙章第四十七

稽夫神鍼道之炁修者，蓋由氣及炁，煉炁合神之基礎修爲也。此而竟功，神炁合真，則爲神鍼道之“三布”初階，蓋“五品三傳”之五、四二品之首傳法也。

初習之一、二等階，由氣而炁，蓋即收發氙剛之氣而合神炁，初顯其用，光亮其形，漸臻體用之修完。是故但能透過此基，便得神鍼道初用之神，雖非中上光階，然於診疾治苦，玅用常變，洵足稱矣。若能潛修進益，穎悟大道，或有藉此而潛修中階，竟臻上階者，則在乎其人也。原“三布”之學，難即神炁之初光，但得初光之透，則中上之修，若入門之問道，但得入門，自知上路也。其惟在功力之臻、心力之恒、道力之悟也歟！

夫修氣之成，知發功架，架中起氣，氣中起陽。夫動之爲用，本生氙剛，動以通陽，陽以生氣，氣陽相合，神自中合。外貫浮絡，内達氣脈，浮陽沉蘊，斯一貫焉！

氣盛脈開，陽衝竅啓，始乃漸起氙剛，神炁内含，氣道和利，收發自如，形物不可阻，時空不可定，觸之可及，運之任意，氣治初階，由此臻矣。此雖陽氣之小就，然爲神炁之引鑰，此功未成，斷難入夫神鍼之基也。故曰：

初即浮陽，次得氙剛，修合神炁，神鍼吐芒！

浮陽功就，始進煉氙剛，惟收止自如，方得健運，氣道和利，始可入基。初基之修，武以盛開，文以煉收；武以生發，文以成運。夫有形之修，抑雖小道，然文武之煉，實肇神氣，淡中含機，深意存焉。

神鍼築基武襠煉氣法

立身期直，或坐或立，雙臂前屈，雙掌如抱，十指向天。發功行炁，浮氣周移。已而閉息吸氣，存氣中黄，内充其身，外透其膚，真覺實受，蘊透四體。復閉氣數數，日增無減，極則徐以引之，微微出之，氣竭勿燥，氣滿勿慌，心動意注，自乃清涼。閉息數過，周運調引，已而復習，習久乃常。久而武火湊猛，逼氣怒行，内通外達，氣貫指掌。氣之不應，氣之不足，意之不專也。殆氣盛而行，氣行而貫，氣貫而透，氣透乃周。周已復蓄，閉以起火，火動陽生，陽生氣行。一旦炁生[①]氣動，别有覺受，則火煉一氣臻陽，陽以煉炁之功得矣。

覺其出涼者，初透之受也；覺其風熱者，初行之受也；覺其和達者，初即之受也；覺其逼脹者，未通之受也。覺受諸般，成敗所在，利弊得失，師時指引，見微知原，見微知著，得正偏失，功必有成也。

修臻氣達，炁開真行，掌指自動，氣勢天然，關竅豁然，洞心見靈。其行也，柔以綿；其止也，静以穆；其出也，剛以利；其入也，急以縮。娓娓乎若蛇蜒，朗朗乎若閃電，隱隱有物，忽忽有象，不知其所以然而然也。

夫氣開炁行，外架以隨，動作柔和，氣引輕盈，若還不偕，微以意待，推之不行，切戒用俗力拙逼！久之，水到渠成，炁臻鍼就，自然外碎虚空，内透虚無，挈得這空虚之力，自然有用力之處也。

竊謂炁透之氣，來於無象，去之有形，勢本至柔，極乃生剛，剛炁生華，氣達無涯之外，神氣出靈，力透有形之中。虚來三極之外，神即一炁之中。鍼道自始初成也。

炁剛隨意，神氣一體，收發斯如，莫知其來。微一接氣，刺膚生疼，光耀暗室，時隱時現，此其初徵也。痛而至於不痛，光乃至於不見，氣乃內透，然此初成之炁，習之勿輟，若還浪行，功敗垂成，不可不慎也。

武禙之修，先導而行，氣即有靈，乃文武兼煉，剛柔生肈，陰陽變易也。

神鍼築基文禙修合法

文禙之修，合之於武，柔以制剛，變易道生。故曰：

文武之道，一剛一柔，陰陽相配，變化之儔！

心凝於氚，神透於無，氣和意達，以開氣機。氣機之達，指機自透。夫通之者，不通之因；導之者，失導之果。契機反道，順理悖行，欲得以失，有得是失，惟守非得，失乃有得，得失之因，反成之果，欲即神炁，勿以俗心！嗚呼！著之者無，貪之者空，離諸空無，方臻本諸！

文禙之修，鬆形弛神，忘息勿念，静俟真還。望日無移，觀氣無變，無移其移，無變其變，但契無移，便得至移，但會無變，便得至變。馭常忘變，變其自至，執變於常，變其亡矣！此文煉之道，即氚之煉，化炁爲鍼之心法也！嗚呼！俗心求道，反失其道，道心不道，道其日高！形界不求不得，神界求之不得，欲即神鍼大道者，其究心焉！

十載温養，一朝分鼎！待其氚透有無，柔剛反成，始乃凝心指氣，合神命真。若覺氚之勿亡，是其不亡；忽若氣之不在，唯是指在，則文禙之指訣在矣！

文武之合，玅契天然。初覺其受，氚出如縷，依稀循環，仿佛往復；出指還指，自則分肈。任之則已已，即之則迷迷，惟出入乎自然，方自定乎天機！其氚至柔，其氣至剛，縱横如意，野馬脱韁！挈之不住，使之不用，忽急忽餒，無必生有也！久久之行，行非其行，心意神氣，無節以制。如御無勒之馬，如握無象之機。意意無已，漸乃得合，合以應之，揮斥自來。全發則發，全收則收，神意不全，氚剛不完，泄意漏氣，斷難聚水成瀑，一瀉千里也。節應不應，不應以應，循出往收，鍥而不捨！其行其止，如黏如附，殆至合一，規乃挈握。氙之與心，外抱内融。但能念氣融一，則一氣自靈，但能神氙渾如，則一氙自神也。

修訣凡三，號曰“劍炁箴”，名曰“三環訣”也。即一則二，二乃合三，得三則一，是得“三環”之真也。其“三環”者，一曰意入氣中，意氣初合矣；二曰神入意中，意神中合矣；三曰神入覺中，神覺上合矣。

得其上則俱得，得其中則大得，得其下則少得也。故曰：得一而三得，得二則不得，得三則本一，乃謂“三環訣”也。

氙開氣臻，神炁初成。能得三環，是爲基成；不得三環，百煉無臻！

文武襠交相修接，玅合三環，久之，自然氙真開闔，神炁内隱，意御氣臨，氣透光華，道乃是也。

夫出氣初形，俱得六根，了於五識，斯乃曰可。五識者，斯身觸之全五識，俱有會見於氙真者也。

原夫“四品”之修，本煉氙剛而爲神炁之初階也，氣形功華，離合五識，斯乃漸見炁化，神凝炁上，隨以行止。惟神融炁上，炁乃合神，失時反候，機觸自失。神炁即合，炁乃漸生，炁生以化，炁乃漸成，炁行神合，乃爲神炁之初即也。神炁既得，神鍼其有望焉！

融合神炁之修，即景爲秘！蓋功境覺受，非可預知也已！後之學者，功而臻此，修即之際，莫憑智慮，若還思慮無得，則自然境至豁然。若持聰明睿智，度而念之，則以黄河而思銀河，錯謬必矣！

今合十字，肇示於後，示非其受，言非其境，若執字爲道，則道非其道也。是此所示字，俾修神合之際，出基入品之修，即境現覺，體認身受之照悟歟！吁！古聖之傳，亦玄微也哉！

十字者，一曰剥，二曰離，三曰起，四曰其，五曰奇，六曰迷，七曰生，八曰止，九曰飛，十曰泥。九飛加化，十泥加合，餘者不加。

即境覺境，玅合自生，先其不知，過後乃明！惟供悟證，不作修指。不得其合，思之不能。噫！非指是指，非受是受，不言而言，古聖其不得已歟！

待其修合之於神炁生成也。是乃心存一念，以炁凝鍼，意到神到，神到炁應，即此而萌，是名神鍼！若乏神炁，妄念作物，意泄神殫，氙散炁失，是必功敗垂成矣！欲修大道之臻者，其戒妄戒躁乎！

神炁契真，鍼因念萌，神即合之，炁形神合，久之自形，光階忽生，神合炁鍼。

氣出而刺人如刺，須刺而乃至於不刺。不刺而刺，斯乃神刺也。炁出如印白道，須形而止於非形，非形而明，斯乃神鍼光形也。按神鍼初階，耑修光形，形而有物，是皆有痛如刺，光耀如白，即如劍炁之感也。然此有象有爲之臻，故必修之尚於無象無爲，斯隱顯大化，變幻莫測，玅用無常也。

竊謂神鍼之修，"七宗"各異，然究其所别，惟名諱次第之别，至其實修，則大旨相埒也。其宗門之備者，蓋三大宗也：一者，道宗太極門之無爲而自爲之修；二者，道家劍仙門之有爲而有象之修；三者，道教符籙門、巫道門之神氣咒符之修也。但明於此，則"七宗九門"之秘修，已握紀綱矣。

噫！見法難，會法難，得法益難，行法其尤難乎！

校訂者注

①陽生、氙生，係武火煉陽之不同境階。

神鍼采修論師章第四十八

神鍼之修而采日精爲之者，陽剛之火精鍼也，名曰太陽神鍼。其采月華爲之者，陰柔之水精鍼也，名曰太陰神鍼。此采修之大法也。采修之類，各家相與發揮，名目不一，不勝枚舉，然其修爲則大旨相同，但舉其一二，便自可反之三五也。

神鍼炁修至其二光，神炁道力大全，故可合修如是也。夫采煉之法，本爲鍼宗内秘，向稱禁訣，今言顯要，蓋權示大法之常也。

原夫采納之修，不可起念作采，此其秘要，不知此訣，難言真采也。緣世之境通，本離有爲，是故不爲真爲，不采真采。凡起采心，便生欲思，道落有常，法落有象，其欲即真常之境，惡可得否？是故凡起欲心，便皆不得也。

原夫氣即之間，向心自用，自然之道順，使然之道逆。合機契場，引力埒向，則不采而自合；起念欲采，則念起場移，引向淆亂，氣機離之而不與合，引之尚且不能，惶言采收耶？今之氣功教習，多無師承，每令人以念采氣、采日月、采乾坤、采萬物、采宇宙，大有吞吐天地之勢，其志固雄也，其行則不堪。若念之便可采引，則茫茫塵海，何人不可？夫功之未到，理之未諳，法之未得，訣之未承，此而令采，起念離真，是自封其采收之能也，又何濟乎？世之欺世盜名者，其愚人亦愚己也歟！

采日之法，大法凡十。今之可陳顯訣者蓋三，秘訣有七，自是難言。顯訣者，三步修爲之大階也。其秘訣者，即境之變，即功之授，萬應之指歸也。其關乎修爲，是爲臨指之相宜，非可預言者。若還預知，恐生潛念，心預之執，每誤人功進，而著相敗修也。

顯修凡三，是爲三階：

一曰存映。

存映者，存思映日於象也。修即之時，存思其日，久久生暉，而至瞑中日映腦頂，灼灼生輝，緼緼生炎。即此境者，謂之象定。透得此關，便爲入階。若頭腦暈脹，則頭疾氣虛之象也，宜先致不常，方堪入修。

二曰合輝。

合輝者，存思之日與天際之日，渾然歸一也。修完存映，自得瞑日之恒，乃於晴日晨夕，面日而立，含目納其光芒。漸至閉目輕合，日精入目，此際斷不可妄生貪欲采意，但凡一念有即，神氣移真[①]，日精亦必縮逝也。

存念含光，不采之采。久久生化，兩氣合一。漸見日納目前，移之目中，復上額頂，與己之所存思輝映之日，緩緩合璧。若兩日相照，映之不合，不可急促之合，但凡念動，或兩日並失，或一日落輝，是即非修也。契神捉意，定以守之，不即而合，日並存耀，自可於有無心意之間，合其兩真，自然天然也。

俟其兩日合真，輝映印暉，漸歸一體，渾諸一日，灼熱光熾。直待閉目而可以五識之根即之者，日華定之光階，蓋初成也。若有不合，是爲未到，當復精緻，不可憚勞，性急心切，必其敗矣！

修契之間，心念有無，自然天然，是其訣也。

三曰應根。

應根者，言采煉之得，應諸五識六根，而合神炁、神鍼也。合輝修即，見證無差，及於每晚端存日暉，自觸根始，復依次納入根用之中以爲體用，蓋接乎五識而入乎六根者爲體，出乎六根而入乎神炁者爲用，神鍼體用，殆初成邪！待至六根相應，一炁自在，觀無二日，應有一暉，合諸神炁，則神鍼初芒自在，初階之修，即此存焉！

此階既成，方言習用至靈，精進上乘。若還妄試，則心不居神，神不攝氣，氣用虧耗，六用不全，是必功敗垂成也。此采日法也。

采月之用，即陰柔之成。詰其修功，法殊相類，但能融會，則一貫焉！按采月之修，法之較難，蓋一月之中，月滿之期，殆三數日，若逢晦陰，更無月華可即。惟存思不輟，待時肇氣而已。

夫映月之用，水精之滋，可偕日精陽火之玅用，爲補此闕，神鍼門復有采坎水之精爲鍼氣之玅用，是爲陰中之陰也。

采日月之外，法復繁多，略列其名，以俟參酌。雖修合非易，然成者奇用矣。

其采坎水之精而爲神鍼者，水英之成也，名曰水龍神鍼。

采用離火之精而爲神鍼者，火英之成也，名曰火龍神鍼。

有采用冰雪之氣而爲神鍼體用者，名曰冰雪神鍼。采法當於無中擷有，便得也。

采用雷火電閃之氣而爲神鍼之體用者，名曰雷火神鍼。

按采雷火之法，殊非易易。其法素常存想，由象挈神，而至於形覺。内則起巽，上者布震。念之純熟，照之即是。若逢雷雨，則出户接之。然内脈不通，磁運不周，當防其雷擊。是故無師指授者，非可妄爲也。但修之成，則神鍼而爲雷火之用，古人用以祛邪辟魔，亦别具玅用矣。

其有采用蜘蛛之氣而合成神鍼之體用者，名曰蜘蛛神鍼。

采蛛之法，當須入山覓其大毒之巨型蛛魁，采引其毒迷之蛛毒氣，引入氣脈，合諸神炁，耑治惡瘡癩癬、腐蟲蠱毒類疾也。

此揭舉常者也。采集之法，“七步塵技”中殆有百餘種之多，蓋法本人之所生，術本人之所化者也。

其有幻象即心之爲神鍼者，今名之曰幻象神鍼，古云通仙神鍼法是也。習於此道者，善通諸幻，善變諸境，有得其神用者，變化莫測，似幻似真，無可稽及也。其有得“神境通”之爲術者，則法益神也。然此道非道德高深者，不得妄傳此法，故非常人所能窺其内秘也。

神鍼之變用尚多，兹述大略，用肇啓後來云爾。

校訂者注

①移真，應指神氣從本真之位移開。

鍼經師艮道部
之七

氣鍼形神論邇章第四十九

竊謂神鍼道者，至微之道也，大則埒乎修真體用，小則順乎醫道安危，離乎器，出乎形，入乎神，企乎靈，天機秘透，玄理微開，奇奧捷便，巧奪天工，是變幻吾心之中，玅出天然之外者也。

其神固神矣，然卒聞之者，莫之信，必曰：夫氣之即，涣漫無著，烏可爲鍼而致用否？是曰：夫人之言氣，是氣非氣，名其爲氣也。氣之爲類，本非一端，體分三界，用别形神。故但言氣之虚無無著，是忘其虚中有實也。

稽夫有無之道，形神相應，虚實陰陽，兩相對待，本非一虚之有也。今形神相對，形氣相待，第形骨之可爲鍼也，則形炁又胡不可爲鍼歟？夫炁本形神之所出也，神之形，形之神，蓋陰之與陽，異名同類焉。觀其常，殊不可；極其變，則自可也。故炁也者，有常有變，常變相生，應含剛柔，玅應一心已！故曰：

形氣之常，神炁其變，名曰氣鍼，非鍼非氣。

炁用之玅也，存乎形神；神之所至也，形之所應！應之非應，是本無應，莫謂無應，其炁自興，興之放用，用之以行。故知其體用，炁鍼其靈，靈非有在，神玅自臻！索之而不可得，應之而難爲覺者也。

原夫有形之鍼，著之形質。形以形歸，故功耑調氣血而通脈絡，營四體而和臟腑，故其治終著形實也。而無形之鍼，則著之神氣，氣以氣歸，故功耑去病氛而接氤氲，和氣場而滋生機，故其治總在神虚也。此其氣形之相對，神氣之異道者也。然氣之與形，本相應相埒，疾爲之瘳，痛爲之愈，理即一矣。吾人爲形神之合，形之可爲，神亦可即，奈何重形質而輕神氣耶？是曰：

隱隱氣鍼，治氣其真，玅接天地，三才一身。

氣治以氣，是治道在氣也。氣之與形，相因互生，是故氣之脱者，形之衰；氣之盛者，形之健；氣之短者，形之病；氣之滯者，形之疼也。故氣之邪正，氣之出入，氣之盛衰，氣之否泰，氣之和違，氣之補瀉，皆因氣而生，因治而即矣。

夫氣鍼之爲道，則道在氣先，道之爲言，理也，明於其理則氣鍼之法於是見矣。而氣之制者，意也；意之制者，神也；神之制者，心也；心之制者，道也。故夫鍼道者，實制心之爲道、詈形神之爲法歟？先師〈玄一〉先生有云：

“神鍼之道，神炁是真；體用神機，玅接一心；一心若能專悟，鍼道體用自明。”

是夫神鍼者，蓋一心之形神玅用也歟！

夫心爲之道，意爲之將帥，念爲之先行，覺爲其體，炁爲其用，鍼炁隨根，靈玅自生。心道之即，其惟形神！故曰：

明於心道，是爲鍼寶！

夫醫之爲用，其惟形神乎？形神之爲用，其惟六根一心乎？是故物界之治以形，氣界之治以神，各致其用，各致其玅也。然以六根之能而治疾者，凡也；以一心而治疾者，聖也！然世人皆備吾心，皆具吾用，只是不悟，惟執諸形而忘諸神，而畸其用，蓋不知神之爲用也巨，神之爲用亦玅也。

夫形神之臻玅，其惟心乎？心量之用，微玅廣大，故藝之以心而爲之者，必精；技之以心而爲之者，必巧；醫之以心而爲之者，必聖；武之以心而爲之者，必神。其神鍼之神，叵離於心耶？

原夫神鍼之道，易會而難入也，易用而難知也，易接而難精也，易則而難微也。先師〈玄一〉先生嘗云：

“夫神鍼之神也，殆出乎心而應乎手，即乎氣而應乎神，變乎體而活乎用，入乎機而出乎道者也。”

神乎！即識即道，即神即心也。穎心之爲道，蓋能之所出，功之所在，神變無方，契機之所用，神鍼之所行矣。是以知會其道者，言無虛發，不即其神者，難知其玅也。

習斯道者，有以知焉！《周易·繫辭上傳》有云：

“子曰：知變化之道者，其知神之所爲乎？”

旨哉夫子之言夫！

夫鍼灸尚形，氣鍼尚神，神治兆其前，形治兆其後，此道之使然也。《靈樞·官能篇》云：

“故上工之取氣，乃救其萌芽；下工守其已成，因敗其形。”

欲爲上工，察氣爲先，察氣之道，神會之道。形治尚形，病形而後知，是乃不逮。故曰：神治尚其預，形治尚其後也。後者以形，預則以氣，氣形之得，皆會於中，且擅其玅，而臻上乘者也。

原夫形神之玅用，人之所貴，神者無象有能，形者有形無靈，合而成人，則成其靈體之尊，陰陽之能道矣！《周易·繫辭上傳》有云：

“形而上者，謂之道；形而下者，謂之器；化而裁之，謂之變；推而行之，謂之通。”

是道在形器之上，象質之外，神變之中，復玅化玄通，以至無窮也。形神之言，本乎玄微也乎！

夫人爲形神之合，形勞乎體，神勞乎心，形神並耗，久之則損，損久則百疾作矣。是以人之一生，生乎用乎，治乎煉乎，皆形神而已。是以凡兮聖兮，形神御兮。御形則凡，御神則聖，治形則凡，治神則聖也。是故神鍼之爲治，治乎神，神乎治而已。

形之與神，自相對待；交變感化，是乃通行；通行達變，萬化乃生。蓋“易窮則變，變則通，通則久”，久則周，道在此中歟！

時人不知神鍼之由神而即形，是乃勿之信矣。明其形神通化之道，則是也。稽化通之則，約之可七：

一曰相濟。相濟者，形以神助，神以形資，相須相配，萬化開陳。陰陽相生之道見矣。

二曰相歸。相歸者，形以滅神，神以藏形，形亡神死，神了形仙。陰陽相殺之道見矣。

三曰相競。相競者，形以争神，神以鬥形，相戰相制，相平相約。陰陽相抗之道見矣。

四曰相引。相引者，形以吸神，神以引形，相需相求，離則各竭。陰陽相合之道見矣。

五曰相儔。相儔者，形以神共，神以形同，相類相儕，異枝同根。陰陽對等之道見矣。

六曰相化。相化者，形以分神，神以變形，反成反就，相更相經。陰陽相肇之道見矣。

七曰相佐，相佐者，形以節神，神以制形，相主相導，因境而遷。陰陽相定之道見矣。

七者則何？兩儀五行之道也。一曰生，二曰殺，天地之道也；三曰抗，乃至七曰定，五行之道也。是曰：道合天地，法貫五行也。

形之與神，本相埒也。緣人生物質境中，易接乎形而難即乎神，是形以形知易，神以神會難也。是凡可見可即者，易解易信，無見無即者，難解難信，更不究其自有之心矣。是所謂生在神中，故不見神也。

《周易・繫辭上傳》有云：

“見乃謂之象，形乃謂之器，制而用之，謂之法。”

象，可見也；器，可即也。法，可知、可用也。是皆易會。然可即而可用者，是必有夫不可即，而復可用者存焉！此即主乎諸用之謂神矣！

神者，大道之所由生，神鍼之所由出也。但明形神互生互變之義，則自知也。

夫物質決定精神，其精神亦必反之物質，形神相對，互爲主導，其惟一定條件而已歟！神之化形，神氣化治，神炁化鍼而爲神用，而動之形，易之氣，治之疾，理皆如是焉。明於此理，則神鍼道之體用自昭昭焉！

氣鍼三才論咸章第五十

原夫神鍼者，道行之爲也。道行者，法三才之道而穎吾心，臻形神之道而即吾鍼，極諸一無，濟生萬有者也。以是義故，得道悟道，修道成道，克成道之所行，是乃萬有道也。此者，法天而爲道行者也。

體天地之道而行好生之心，承醫門之德而尚割股之仁，急人之所急，苦人之所苦，隨緣施化，懷才不矜，學道濟心，成道濟世，利益衆生，成德之所行。此者，法地而爲德行者也。

察陰陽盛衰變易之節，别形神病安否泰之機，以吾人氤氳布合之氣，扶正祛邪，清魔消祲，啓人以慧，悟人以道，開人以善，惠人以德，法化無量，弘行道法，以成法之大行。此者，法人而爲法行者也。

是故神鍼者，一者天道，二者地德，三者人法。三者之中，道爲之基，德爲之本，法爲之行也。故曰：

道須德養，德須法涵，法須道行。

是故神鍼本法三才之爲則也。

嗚呼！神鍼之道，巧奪天工，玅治無方，一心而已；一心之要，即法而已；即法之玄，契道而已；契道之真，悟理而已；悟理之深，即境而已。惟此理尚，即而體用，周流而上，鍼道之微，術乃有望也夫！

是故神鍼之行也，心端以正，意誠以寧，神敏以衡，氣浩以平，覺完以停，穎捷以靈，斯爲道之英爲也。以是而即鍼道，無有遺矣，捨此而欲即神鍼，則失諸本歟！

三才之爲道，猶有言也，〈玄一〉先師教云：

“神鍼之爲道，成因惟三：一曰神，二曰乘，三曰誠也。神者，修道即道之道也。乘者，悟道御道之德也。誠者，得道爲道之法也。三合其真，人得其神，道得其真，神鍼道成也。”

旨者言也。三才合真，是乃有成。三者欠二，道非其道；三者欠一，神非其神；三者皆無，行非其行。三者不合，幻貪之欲而已，則鍼非其鍼，治非其治也。

三者關乎修行，即煉自知。欲即神鍼者，莫謂浮辭，應須切究焉！

氣鍼神氣論旅章第五十一

竊夫神鍼，惟在神氣，知即神氣，鍼道備也。昔先師〈玄一〉先生嘗有《神氣論》一篇，言簡旨深，頗堪傳真，茲刊諸要，以啓後之來者。約引如次：

“鍼道玄機，惟夫神氣，人稱三元，我道一識。識而繫心，衍諸六塵，六塵有礙，六根有靈！根識本無，因有而具，具而知覺，始言靈知。靈知通識，大道乃茲！”

“神氣之爲道，非道之可道，以其非可道，假有以入道。道而傳真，真乃傳神，神乃道矣。人不知有氣，是乃不識真氣，唯著乎一息之氣，是乃識諸假氣，以假淆真，真其反假，世之著也，著有修無，疑真入僞，猶假道之入，其堪入乎？大道之言神氣，易在茲，難亦在茲也。易難之間，可笑可嗟！此老子所以言：不笑不足以爲道也。”

“夫依氣而自體知，其惟覺乎？覺之而可言氣，其惟風乎？風氣之於宇内，其惟動乎？是以不動不可以爲風，不覺不可以爲氣，以此而欲領引其氣，摸拭其氣，此氣之所以不得，神之所以不識也。”

嗚呼！今之欲迎風捉風，覺氣捉氣之者，其可得乎？此蓋即神氣之難能矣！論中又云：

“神氣之華，化之精神，精神之用，敷之日用，日用之耗，委諸食眠，食眠之周，是即人生，欲以人生而逆捉神氣，不亦難乎？前哲謂：寡言以養氣，節思以養神，只到得體用之下，未出乎體用之中。前哲謂凝心以煉神，調息以煉氣，亦只是在體用中用功，殊不知神氣原本，惶言真致？思一修上於體用之神氣，何不跳出這神氣窠臼？不在其流之中，自其源本之上，可奈人之不悟何?”

此言至淺，此理至深，此者難契也。思煉神氣，而不可煉於神氣，方爲真煉神氣！噫！亦難矣。論中復有外於神氣之修云：

“不知神氣，始乃可真知神氣，不修神氣，斯乃爲真修神氣！不修之爲修，不悟之爲悟，不達之爲達，不真之爲真！人笑其有之不知，我笑其有之有知！不明所以之所以，便執所以以笑所以之所以，悟此而修，是乃爲修，修在不有神氣處，是即老、佛之咬道處，咬定這點，齒透這點，便是神氣窟窿，神門氣户也。入門其難也，難在識得此門。欲識此門，但在不識處覓之，不識處識之，斯不遠矣。”

修合神氣之爲道，蓋如斯歟！

神氣，名相之指也。其真爲神氣者，不可見也，故曰：

當於不識處修之，當於本來處悟之！

氣鍼神道論小過章第五十二

一　神刺之玅，心神其靈，一炁以應，形神是臻。神乎！鍼之至矣。故曰：道之大，博乎天地，歸乎一心，不離形神，復介諸形神，終離夫形神之謂也。

是凡知夫形神之道者，神鍼之工也；介夫形神之道者，神鍼之巧也；御夫形神之道者，神鍼之神也；離夫形神之道者，神鍼之聖也。其有即之於非形神之爲道者，其神鍼之無上者也。故神者，契形神而非形神，是乃至矣。

夫道之來，恍惚之、窈冥之、省悟之！道之去，自明之、自聰之、自蒙之。故曰：無爲者道，欲爲者凡；神鍼之道，埒如去來也！

神鍼之要，易法難道。粗守形，上守神；粗守氣，上守機；粗守境，上守明；粗守即，上守經；粗守意，上守心；粗守必，上守變；粗守息，上守氤；粗守法，上守道；粗守應，上守靈也。明審於斯，鍼道在兹。

嗚呼！神鍼之靈，易即難神，道通之人，天必通之；道全之人，天必全之；道昧之人，天必昧之；道違之人，天必違之。天者，自然之規；道者，本來之律也。是故逆於道者，天必逆之，治必悖之，鍼而不神，醫而不用矣。明於此理，自知神用自然，則道天成也。

原夫神炁以應，玅用乃靈，靈會會心，乃爲得神；玅入其靈，乃臻吾心！知應礙易，得靈導難，知機之道者，玅在契諸靈微也。

神鍼之玅，幻變無已，進者心出鋒，退者意藏穎，長短中大小，時空數遠近，玄！運用之玅，耑存一心也！長之則遐其無際，短之則邇乎毫茫；陽剛則開石破壁，陰柔則裂水隱波；增之者念到即數，減之者念去即除也。故曰：一者萬也，萬者一也。明乎數空，便得數實。但會數在，便落數空。數數之數，即空非空者也。

夫對待之境，實非其實，空非其空，疾非其疾，結非其結，上其非上，下其非下，内非其内，外非其外，非其是也，是乃其是。是故玅有本無，玅無本有，入之與出，常如是焉！

故曰：道用之大，莫若吾心；鍼用之大，莫若吾神！明契心神，而御挈吾真，則意之所之，玅之所之，則吾之神鍼，直如孫大聖之神鍼，大小長短，變化無窮矣。

神用變玅，無真無妄，此而言妄，是不知難知，知而無知，難即神鍼道也！

先師〈玄一〉先生嘗言其神云：

“神鍼之神，飛鍼入聖，千里目下，立指即應。外而天際，内而地心，念頭意首，指燈打燈！”

術之神，蓋如是乎！神之有在，虛有實在，惟念之所是，强爲不偕，勉意即難也。

夫神鍼之下，計有五品：一曰意，二曰寄，三曰利，四曰替，五曰戲也。

竊夫意品鍼者，主客意感，有如鍼意也。鍼之可在，去之不有，隨心變幻，萬千掌中。診病去疾，微玅吹風。

寄品鍼者，覺感之有鍼，一如寄處也。膚爲之移，肌爲之動，動之不可，移之不能，見爲不見，覺無不真，診治之傳，只此爲上，上而利之，則可傷人死物，蓋劍門武家之用也。

利品鍼者，覺感猶如鋒刃之加身，破體格物，不見形動，惟内覺其動也。此道劍門尚之，蓋進之則一變爲刃道、劍炁之體用也。夫利鍼之行，意物傷睛，傷人不覺，患人無形，故古來傳法者鮮，凡道殊未之聞也。

替品之神，神用無影，破物以入，飛天以行。中身著體，酷似真刃實鍼，加之即容，須臾見血，形爲之動，氣爲之移也。此道應來生風，鍼炁逼人，習之不易，用之不宜也。

戲品神化，法化之寶，萬應萬變，一心惟玅！推之其移，掔之其至，上之下之，外之内之，幻用無方，遊戲紅塵。挾飛刃於寰宇，運一炁於吾心，仙法若嬉，幻術如戲，蹬破有無，莫言所以，蓋玅難盡述者也。此道列諸“七步塵技”仙道門之法内，殆神鍼道之極品歟！

噫！言之非易，行之尤難，多聞之而不之見，蓋存之者亦難之見也。此五品鍼皆“七步塵技”中之指授，抑神鍼之概分歟！

其“七步塵技”神道門猶有難列品階之神鍼，曰幻真鍼也。幻真者，幻象真神也，道則形神，術即有無，神爲之移，形爲之變，但生幻有，即象如真，幻有之有，便即移即，故治之效隨，應之信追，莫知其所以者也。

其有不入品階者，曰幻鍼。幻鍼者，幻有之鍼，示感而已。主客心幻，著象生心，虚假之具，非炁之所即也。此非神鍼道之術，非真道也，然人爲形神之合，其應之者，亦神也哉！

稽夫神鍼之出，本無定根，考古今之用，各家之變，其時所即之原，玅化不外四焉：一曰心，二曰目，三曰指，四曰覺。

嗚呼！感神鍼之在者，其得也歟！覺神鍼之在者，其會也歟！見神鍼之在者，其明也歟！照神鍼之在者，其聖也歟！應乎神鍼之爲玅者，其道也乎！然會得者斯多，明照者其鮮矣！神鍼之難，難即其神，形神之難，難即其道也。噫！亦孤矣！

氣鍼神機論漸章第五十三

原夫神鍼之玅至，機也。機之隨應，是乃爲神，故神機也者，神鍼上治之道也。

神機之微，要在神氣；神氣之應，要在主客；主客之挈，要在奇偶反正；奇偶反正，要在遲數變應；遲數變應，要在玅契一心已。

嗚呼！吾心所解，口莫能宣；吾心所知，意莫能傳，惟其如是，斯乃神焉！先師〈玄一〉先生嘗有示云：

“道之機微，最關神守，悟神契機，道乃自周。”

惟周而合道，斯爲神鍼之修，修合機微，則術乃貫周也。故刺機之道，運吾心其遠，挈彼神其幽，兩神合一，機乃自透。兩神得一，機微參半，神一不得，機微失矣。

神鍼之要，機治爲寶，未即神鍼，先契神氣，神合氣定，乃爲可刺。先師〈玄一〉先生教云：

“上機之道，本應之道也；中機之道，感應之道也；下機之道，測應之道也。測應而不應其神，不知其氣，貿然施機，亂人神氣，非其治也。”

夫神以氣揚，氣以神歸，二者異名同實，復異體同用矣。然應氣合神，道之至，遺神挈氣，治之失也。神氣之應，應夫空中，空中之機，若有若無，若存若亡，清静而微，合則見異，異之可見，機微可挈也。〈玄一〉先師云：

“凡治之道，契空中之機者上，得空中之機者中，覺空中之機者下，索空中之機者，下之下也。”

奥乎哉旨也！夫空中之機，其神機也夫！神用機變，玅用萬應，萬其有應，惟挈一心！穎神領機，機乃通神，惟氣接機，機乃通微，玅觸玄識，皆繫所因，殆非凡覺凡念、凡知凡行之所能傳也。是故神鍼之玄微，繫諸修用，非在修用，凡所穎玅，自透一心已！是以神鍼之修，達其氣，穎其神，神乃機，機乃悟，悟乃知，知乃行，行乃靈，靈乃會，會乃合，殆非意度之思合歟！

原夫神鍼之爲治，無象之神治也。主客之應，玅在契心。信之與否，無礙於效，惟心之不合，是必礙也。故機之與效，機中之效也。效之信，契於道機，機微之道，心契而已，是心知其預，治效之主，心之不預，治效之失也。盲人瞎馬，委諸天命，非神之治也。故曰：神治之機，機其神乎！

神之爲即，心力之事也，故神鍼之機，要在心力，主客輕重，孰得孰失，是主强則制客，客重則壓主，得失真僞，由是定矣。故曰：

主力驚天，客神自附，神鍼得失，機要在兹！

神機之施，主客奇正，其惟在夫治契之機微間乎！未行其鍼，先納其氣，氣而通神，神乃合心，外合其變，内定其真，氣應神來，乃曰契機也。是曰：

得其主客，百治無殆；得其奇正，玅治通神！

爲治不得主客奇正，是爲妄行，半得半失，是爲孤行，孤行之治，機微盡失也。

爲治之主，得之於心；爲治之正，得之於神，奇偶之微，形乎奇正也。是以奇偶之道，主爲奇，客爲偶，得奇正，得偶反，得奇昌，失偶亡也。夫奇正主也，偶反客也，是故得偶者客從以吉，失偶者客逆以凶，明知主客，玅行奇正，明行奇正，玅結空中也。

明於反正，神氣自應。空中之機，盛衰斷續，微甚清濁，若即若離。其來也，勿喜；其去也，勿憂；其合也，勿以衡；其分也，勿以權。是以玅契機微，不離其空也。故曰：

知機之道，先挈氛氤；不知挈衍，奇偶失中！

竊夫玅用，奇偶反正，氤應其奇，氛應其偶，布氣爲正，應氣其反。氣結空中，乃應主客，是爲本紀也。不應而鍼，不知虛實，不知治亂，是爲妄治，此言神鍼，未之聞也。

原夫神鍼之刺，機微其神，挈領其氣，應在微甚，玅在速遲。是故刺之以疾者，其效應遲，刺之以遲者，其效應速，應之機微，機微乃合也。奇正之機，亦在速遲，機遲則遲，應速則速，見機不發，失氛不治，失氣之言治，無謂之治也。刺之微，在速遲，庸工不察，是爲伐氣！故治不應機，治難入神也。

治之爲微，尚俟病業，業之爲患，機微難中。故善氣治之者，其業痼之可解，則契心力而解之；業痼之不可解，契心致知，難契機微，故治惟減苦，難轉其機也。故機者，業之兆也。是以治之强，不若神之强；神之强，不若疾之强；疾之强，不若業之强；業之强，不若機之合也。機若不合，治必無功；若契機微，病無不治也。此中微玅，契機自知。故其理治之際，礙有夫吾之治者，非治之不偕，亦機之不合歟！礙有乎病之失治者，抑業之不合歟！礙有乎業之轉者，抑機之不合歟？故曰：

機微爲治，治疾之本；不挈機微，治失其本！

氣治之玄，鍼治之神，皆在機微之中乎？噫！亦難言也。

氣鍼玅治論蹇章第五十四

夫氣鍼之治，至神之治也！是故刺治之要，契神爲道，鍼而無治，刺道之亂也。故曰：至治、至神，乃稱玅鍼！

爲治之刺，心神其先。方刺之時，心意其疾，神鍼得指，意不妄動。妄動則鍼去，鍼去則勢分，勢分則氣亂，氣亂則耗散，氣失鍼失，非其治也！是以治鍼之道，堅心爲寶；心意其致，自臻其玅，若還神不歸一，則必失真道也。

凡鍼之誠，先攝其神，能得其神，鍼乃自靈。深居静室，寧神以處；散氣可收，聚氣可布；閉户塞牖，志慮不外；專意一神，合其主客；主客相應，精氣自佳；毋聞人聲，淆亂其心；心亂以迷，志移不專；若爲神治，神之不臻也。是以鍼治之玅，必集其神，令志在鍼，鍼會其精，精契其靈，靈入其微，神炁乃真。治入真玄，乃爲鍼神！此聖者之治鍼道也。

夫鍼灸之刺，外刺也，外刺皮表經穴之於肌脂也。神鍼之刺，内外刺也，是以内刺五臟，外刺百骸，五臟之神，六腑之靈，莫不可刺。其内也，腦髓；其外也，腠毫；其實也，形器；其虚也，神氣；其近也，眼下；其遠也，無際。縱横順逆，起落開闔，莫不是也。

故曰：古往未來，有情無情，人物畜禽，莫不由之。内外如一，表裏本埒；外見其無，内覺其有；玄變無窮，達領自知。是曰：

玅治之真，莫若神鍼！道之真至，至道志真！

玅治之真，必契形神，得疾挈氣，屬意勿動，鍼去念到，聚意斂心，長短大小，高下淺深，變化形神，微玅在君！

原夫變治之道，繫玄心性，心之所變，氣之所應。故契之而氣不應，無問其數，契之而氣和，乃可去鍼，養和之道也。氛之所化，氣之所應；氛之所變，氣之所移。移易應化，玅至自生，玅治之道也。

神鍼之效，氣應氛引則有效，氛盡之效，如立竿之見影。效之治信，奇覺怪應，風拂雨潤，法乃有成。明之者如見其因，果見其歸，如風之行，如雨之潤，神治之奥畢矣。

夫風者，非風，是名曰風；雨者，非雨，是名曰雨。風雨之應，氣之契應也。夫天地之大變，要在風雨；人身之大變，亦在風雨；疾苦之大變，其猶風雨乎！明乎風雨，即悟電閃，氣應之道畢矣。氣者，非氣，是名曰氣也。即之者，曰氣非氣，是乃氣也。明於此理，方言有悟，此道實難，欲執名求實其尤艱乎！

神鍼之刺，氣應以治，氣治乃刺，氣和乃出，故疾之苦氛，是乃止之，氛邪不去，病苦不止，氛邪不起，乃可已也。不知而治，治於不治，不治之治，治之過也。

夫鍼治之即，氤氲和調者，治之象也；神氣内結者，疾之兆也；氛皏亂逆者，病之預也；上下左右，内外前後，不和導者，痛之預也；氛氛戾結者，疾之篤者也。故曰：

知調陰陽，精氣乃光；知攝神氣，元真内藏。明見氛戾，預治爲良；鬥而鑄兵，病入膏肓。

是曰：審治氛微皏漸者，百治不殆！

凡刺之精，主客一心，心以心應，惟以心領，不見其形，是乃爲神。有覺其應，是乃爲鍼。廣狹明暗，内外淺深，但能了於心，是乃入神。治氛之鍼，玅在氤氲，隱然光見之起，甦然泰復如神！

淺深之治，惟鍼是應，應之以變，治乃靈更！刺淺者，淺其應；刺深者，深其應！刺其淺深者，淺深其應也。是以氛戾之沉者，深其應；

氛戾之浮者，淺其應；藴結内外者，深淺其應也。氭氣挈氛，即行中外，是氭之所至，氛之所行也。是以淺深不適，反爲大賊，病淺入深，謂之引賊入門；病深入淺，只是小掃其門。竭正盛邪，鍼失其利，測其内外，以即鍼應，淺深如意，刺道有成也。

夫神鍼之刺，内深則引氛，内淺則留邪，道貫形神，所以應貫之於道也。

大凡診治，必察形氣，形氣盛者，易治也；形氣衰者，難瘳也。氣過形者易治，形過氣者難瘳；外氛而内氳者易治，外氳而内氛者難瘳；内外氣微者易治，内外氛甚者難瘳也。

凡刺之方，先别氕氘，氕之邪陰，氘之邪陽，氛氤邪正，向者爲傷？逆從何施？標本何異？盛衰何似？表裏何之？務了於心，方可言刺也歟！

夫形有邪正，神有倦旺，血氣有有餘不足，氤氳有常與不常，驅氛泄觥，務適其正。過與不足，適以耗正助邪。故曰：能别氛氤，是爲刺道，不識邪正，是爲妄行也！

别於氤氛，則治分補瀉，補瀉得宜，效之正也。爲治之則，若得若失。得者，悦然然有所得也；失者，悦然然有所失也。補者得而瀉者失，爲治之效，氛去而有效，效之信，若天風之拂雲，一如陰霾之散，泰和當空也。

是以機微乎，大道乎，玅應乎，秘法乎，惟玅用一心已歟！是故知機之道者，大法自生，不知機道，有法難行，是之謂刺微之玅治道也。故曰：

玅治之應，心恒則靈！

氣鍼制宜論艮章第五十五

夫氣鍼之爲用也，是必有宜忌，宜之制用，蓋就其益而防其患也。制宜之道，亦氣道之用鍼道也。稽用鍼之玅，邪正是調，扶正祛邪，得其宜也。

論及制宜，首及人身，原夫人之四大五常，本能所調，調之自行，行於自然，身之本也。是故觸之以氣，内動機鑰，即生自調，此蓋人體自身自生之本調，自制其宜之本能也。故凡動機之治，觸之自生，自生調節，乃生效益。下工不知調之自在，見諸發氣有自，人皆其宜，而能濟治，便乃持術，自詡神傳仙治，是不知人之本有自治與夫制宜之本機也。夫不明其因而得其果，不知其治而取其效，是不知疾無不濟則疾非其濟，欲愈其疾而不知本根，則失諸遠矣。是治不知理，則難入其治，治不知治，則難制其宜也夫！

古來治氣之道，約之蓋五：

一曰聖工，緣由其治；二曰上工，調燮其治；三曰中工，補瀉其治；四曰下工，泄氛其治；五曰庸工，補氣其泄也。

夫工有高下，治乃異道，故上治之治，合機以道；下治之治，窺病以行，但合其疾，謂之可治，不合其病，謂之壞病。蓋治之所因，用之所宜，宜者合道，是爲知道也。

制宜之用，涉因多端，兹陳契要，會諸心焉。夫陰陽逆順乎寒熱，虛實盈虧乎中外，知和識調，制其宜治，百病氣交，治宜備矣。

春夏陽盛，秋冬陰張。午夜至日中陽盛，日中至午夜陰張。故曰：治陽者，與之春夏之用爲期；治陰者，與之秋冬之用爲期，此其常也。

身半以上者，陽之位也；身半以下者，陰之位也，故曰：其合於陽者，身半以上爲期；其合諸陰者，身半以下爲期，此其常也。

是以肥人之氣衰，治宜上也；瘦人之多火，治宜下也。其急人者，自宜下之；其緩人者，自宜上之，此上下之制宜也。

夫氣之在脈也，氳氣多在中，氛氣多在外，若失其位，則陰陽離道，祲害生矣。是乃曰：

補氳者，其莫外歟；瀉氛者，其莫內歟！機微之中，得失定焉！

氞之治內也，必柔以緩；氥之治外也，必勁以急，緩以急施，急以緩用，玅變在心，神用之宜也。是故氥主外絡，氞主內脈歟！

氛邪之浮著者，其宜氥乎；氛邪之沉移者，其宜氞乎；氛邪之浮散者，其宜外和乎；氛邪之沉聚者，其宜內攻乎！夫氥氣妄內，引氛入中，邪氣反沉，是益其病也。益其病則致其虚，去其中則奪其實，此而言治，奚爲宜？

先師〈玄一〉先生教云：

"治諸內者，柔和之氞其宜；治諸外者，勁急之氥其宜。然外之宜急，言其邪急，內之宜和，言其正和，氛變病轉，則適疾反致，所謂運用之玅，存乎一心而已！"

氛之中人也，無有常，治亦變，此病治之制宜也。其中於病者，合諸疾，中於痛者，合諸疼。病之與痛，異名同類，同性異應焉！是故治之者，制其氛氣而已矣。

夫病之應於痛者，其易已歟；其病之不應於痛者，其難已歟！痛而之外者，陽也；痛而之內者，陰也，陽者宜去，陰者宜出，然陽者易已，陰者難治矣。病處有痛，痛處有病，病處無痛，痛處無病，因之與致，各循其治，無失其道，是爲宜治也。故曰：明於病痛，先劫其根，循因向果，治無不神！

循氣治氣，治之要也；循氣治鍼，鍼之要也。故岐黃乃言：明知標本，萬舉萬當。

氦之三變，治之三應，應之以變，治之宜也。是以氦氣盛者，急氭之；氦氣衰者，緩氭之；氦之微者，緩氚之；氦轉正者，氖濟之；氤氳虛者，氰氙補之也。

上之陽，下之陰。散之熱者，上氭之也；泄之寒者，下氭之也。邪之不致，治之不至，正之不復，濟之不到，治而得治，宜之得宜也。是故刺之而不應，則無問其多；刺之而氣應，則無怪其少，即之有即，治宜之真也。刺之而氦盡埸移，是爲中病，乃可去之，刺宜之道畢矣！

其氤氳之不足者，勿以氭治；其氦戾之有餘者，急以氭治，氭非其治，治宜氭者，爲其治也。是以氣鍼之治，輒以氭者，非其宜也。是故氤之與氦，邪正之致，正之勝邪，其治勿氭，邪之勝正，其治宜氭，故曰：氭之如將，利刃具用，用之其宜，利莫大焉！

凡鍼之泄，治宜實也。其氦邪之易出者，宜緩氭之，其氦邪之難出者，當急氭之。緩急之間，制宜存焉！其王公大人者，緩氭之；其膏粱菽藿者，別而氭之也。夫氦之滑澀，形之强弱，神之衰旺，意之專逸，何可同乎？是皆消息而致氭之，是爲致宜之治也。

氦之有餘，氤之虧處，其正虛之疾也；氤氣和盛，氦氣殘戀，邪虛之疾也。正虛宜補，邪虛宜濟，因而竭之，則正邪俱虧，陰陽俱失，非其治也。是以有餘者，氭之以邪，毋傷其正也；不足者，氖之以正，無助其邪也；不和者，氚之以調，無使其逆也。故曰：能得其和，便得其宜！

制宜之道，盡於斯矣。

氣鍼刺忌論謙章第五十六

原夫氣鍼之爲治，氣也。治之所持者，彼我之氣也。乃曰：得氣者昌，失氣者亡！得交則治，失交則亂也。

神鍼之爲治，神也。治之所持者，彼我之神也。乃曰：神之不安，志慮不定，目視惶惶，氣急慄慄，血氣妄亂，彼之神不定也；心之不預，意著茫茫，氣行喘喝，神氣不恒，治無心主，信心不堅，此我之神不定也。兩神不定，最忌施治，一神不安，慎勿施鍼也。

因而鍼之，則神亂以氣，氣亂以神，神氣不相抱，必變生諸疾，病必加焉！

其有心動念移，神躁意煩，疑慮不信，潛萌異志，而暗存抗心者，亦勿施鍼，施之則心生疑懼諸象，體生變亂之氣，正邪交並，病必不治，抑且加疾也。故曰：

治疾之道，以心治心；治心爲上，治疾次行。

治氣之道，至虛慎調，際逢其虛，大凶之兆！稽其至虛，約之蓋五：一曰恰年之衰也，二曰逢月之空也，三曰失時之和也，四曰悖人之時也，五曰際緣之盡也。

神鍼之治，神時以知，逢虛先濟，以氜補偏。濟歃者五，毋令會齊也。是曰：一虛之虛，濟之可也；二虛之虛，補之可也；三虛之虛，治補難也；四虛之虛，治易妄也；五虛之虛，治易凶也。五虛俱齊，慎忌氥瀉，若復氛盛氤虛，致亂必也。

夫鍼不順四時之宜，妄泄時氣，竭其正也。是以春日無泄在表之炁，夏日無泄在裏之炁，秋日無泄在表之炁，冬日無泄在裏之炁。違其時而泄之，治得非時，陰陽相失，炁氣内耗，是雖不即之見，然夭人長命，治之忌也！

鍼治神氣，要在神氣，是以房勞醉飽，饑渴驚恐，憂怒寒暑等，爲脈亂氣逆，神氣不定之際，故皆不宜妄刺也。若不知忌避，因而刺之，則神悴氣餒，真邪相攻，逆亂變起，病疾遞傳，陽病入陰，陰疾出陽，形神交争，遺患無窮也。庸治不知，貽人痾痼，是爲犯忌，是爲失治矣！

夫治疾避忌，固小疾之不計，然大病之必拘，又以緩病從之以養天和，急病救之以扶長命，則常忌中之變法也。

夫濟急補偏，要在中病，此又治之至，道之尚也。故曰：忌之爲禁，治中之常，明道知變，玅治反彰。此而爲治，治道之聖也。

夫神治之道，心力之治也，故神之不凝，心之不専，志意不理，氣機不和，是之爲治，心道之失也。師學不竟，道聽途聞，妄作邪術，謬稱大道，更名自功，欺世盜名，此而作治，必遺後咎，是之爲治，師道之失也。功之不修，法之不煉，心力不濟，神氣不預，術而至是，氣治非宜，是之爲治，修功之失也。有此三失，慎勿爲醫而作神鍼氣治也。

夫形體之忌，泄氣之忌也，宜慎之者蓋七：一曰腦頂，二曰胸膺，三曰少關，四曰命庭，五曰肛尾，六曰會陰，七曰足心是也。

原夫七禁者，七真之地也。七真爲靈氣之所際會，炁炁之所出入也。凡此七真之地，泄炁慎而忌之，若無炁戾，是可濟之；若還泄邪，無使過之，忌久泄傷正故也。故曰：知機之道者，不可率開闔，不知機道，啓而不閥。此七出之忌也，可不慎歟！是故氣治之爲，當善護夫氣也。

凡刺之忌，醫問自心，心之爲忌，是必忌之，心之不忌，其可變之，變而以用，玅治之臻，故忌者常而用者變也。

大忌之忌，忌之不忌，竊心自問，不可動念，方其自得其然也。其可之者，每常自動，自動則必治遂也。其否之者，每常自阻，自阻則必治逆也。逆之而强人爲之治者，百不計一，咎衍必多，爲神鍼者，當有以知焉！

用鍼之服，必有法則，象天體地，合之天光，晴雨晦朔，寒暑雷雨，人氣不定，慎施莫爲，變治急用，亦惟在人而已矣！

若人事之忌，殆作僞之忌乎！

近歲，氣功之言診治，涉濫醫界，致杏林側目，毁譽参半，蓋魚龍混雜，欺世忒夥故也。

然氣治之行，不堪亦多，究其致亂之因，約之蓋十：

術涉神異，最易招謗，一也；宗教因之，氛增神秘，二也；人生物境，難解神治，三也；作法虚空，易致疑忌，四也；心疑生慢，信效難期，五也；心應治驗，易生起落，六也；應與不應，均易偶然，七也；理法自秘，人多不解，八也；法本治心，故難剖白，九也；神治無形，殊易作僞，十也。

有此十礙，宜其易惹是非也。

原夫六根陰陽，人皆具有，其有陽根偶復，耳聞目染之徒，偶一解得，竊學半會，便乃效尤，但能凝神，冀希神異，醫患應心，偶臻奇效，讀書請益，略得有爲，便謂得道，創門開宗，無師成祖，附會妄説，治疾攫利，著書盜名，皇然欺世！日久昭然，世人乃唾氣治曰：騙子！洵可慨也！

嗚呼！緣氣尚神而無形，故易爲醫人、術士蒙騙，魚目混珠，誠莫此爲甚矣！自來秘法之行世，尚師徒私授，其能著書公世者，皆基礎之修爲。噫！真道不輕傳世，假書不脛而走，秘法稀世，妄術盛世，古來已然，戒其難乎！

氣治何以易作僞如是？其易蓋五：

我之意專，志誠則應，效可一也；假意治作，彼心信應，效可二也；彼我心應，效乃大奇，效可三也；意念病痛，自氣攻疾，效可四也；神旺疾衰，忘病痛止，效可五也。

有此五可，人莫不可僞，無怪乎氣功之診治，外氣治病，若雨後之春笋矣。

原夫中心自信，易生假像，言彼疾可，信之自靈，此本人身之自調，神移形更之故也。是故名家一言，疾其若失，崇者一指，痛苦如亡，非必實治，惟在威懾之耳。

近之氣道鍼也者，亦復如是，鍼生應激，意注氣應，已而生效，神奇自生，意象之施，法見諸般，時人詡之，異詭爲神，蓋不諳於形神之用矣！真真假假，俗亦難辨也歟！此蓋氣治神鍼，醫中之大忌也。

夫人惟應氣，故有神鍼，以其非此，故稱神鍼。是不識上法，殆難識下僞，不證神鍼，難證鍼神矣！故曰：

庸醫誤人，醫之大忌！

鍼經師坤道部之八

氣鍼鍼治論否章第五十七

論夫神鍼之爲治也，概夫形神，即之可三：一曰神，二曰氣，三曰形也。

神者，治其盛衰邪正也；氣者，治其氛氛氤航也；形者，治其虛痛腫陷也。三者復相因互果，存其常變正反，致之無已，是爲鍼治之道也。但能則其道，活其法，量其鍼，玅其行，則治道之神在矣。

神乎！惟繫諸一心已。故曰：

神鍼之法，必有微則，上視天光，下司地脈，觀風勢向，測磁氣歸。奇邪僻妄，人隱情事，歲虧年虛，忤犯人忌，氛戾魔祲，逆順反正，會當了之於心，審之於治，合之於道也。

夫法古驗今，察於冥杳，敏於無有，通於窮極，辨依稀於微茫，別氤氳於髣髴，此聖工之所因，下工之不即也。是以神鍼道有云：

必知其忌，乃得鍼意；必測髣髴，乃得鍼奇。若神若迷，方可入機也。

夫有有之生，化化之至，物物之變，移移之成，陰陽不測，神用無方，莫不藉此生變之機，機微之玅也。治之神聖，繫諸此夫！鍼之玅如，基諸此夫！

鍼之爲治，必明之法，法之爲用，宜其治也。神鍼法有云：

必迎篷篷之氛，亟奪蒸蒸之戾！

此言氛航之邪，留之生變，必速去之也。是故氣之漫囂者，擊其鋒；浪驚者，削其頂！務竭其勢，必截其乘，張其氛口，除惡以盡，以平爲期，鍼道畢矣。

粗其守法，上其守機，機之微倪，不離其空。空中之機，冥冥茫茫，依稀有無，即心穎之，但有觸斯，六根消息，消之息之，漸乃微甚，信之所寄，靈之所馭，氣氣以即，六識是明，明之難言，道之至矣。此蓋粗之所闇，上之所明；粗之所昧，上之所行也。故曰：

虛者，補之以氛；實者，瀉之以氰；寒者，熱之以氙；熱者，寒之以氰；靈者，固之以明；昧者，省之以聰；祥者，引而入之；戾者，逐而出之；氛者，調之以齊；氖者，移之以祛。魹之患，其可起之；氛之害，其可離之；魔之祟，其可正之；祲之羈，其可避之。上者下之，下者上之，右者左之，左者右之，濟助其虛，以致其實，上下左右，氣和乃止，不和復治，否極祈泰也。補不厭精，瀉不厭盡，明於邪正，治道至明也。

治之不應，索諸礙因；治之不用，反其用瘇！道貴機變，治貴圓通，法貴中疾，氣貴玅應。明於場引，正反皆得，左右上下，表裏內外，肇開十方，自得其向！得之於心，應之於氣，氣本自然，治本自來，會得此旨，是乃神治，治而至神，鍼道無蘊！

原夫人之生之世也，必有其著，著之於心，則應其神；著之於體，則應其形。應之神者，可尚心治以應其神；應之形者，可尚體治以應其形。應神者，可以神鍼之治；應形者，可予形鍼之醫。神治者，神炁之爲；形治者，形氣之爲。治合其人，醫合其心，喜怒好惡，順之勿違，此而施治，順情合天，效至一矣。若還違之，悖情强爲，難人所難，心不契治，氣不合道，治之無功，變生枝節，是爲失治違道，下工之爲也。其中心無著，並重形神者，則任爲形神之治。然世之著形者多，著神者少，不著形神，益見其鮮，此道治之難也。觀審於是，是形之與神，治勿偏廢，此氣道金鍼法之治，所由生矣。先師〈玄一〉先生教云：

“道者，順天應人，契情合時之謂也。道違自然，是道非道，順應自然，非道皆道也。”

旨哉言夫！

行鍼之理，爲治之機，治之未施，診其先至。診已乃治，診復入治，診治一體，氣治之道也。是以刺之爲也，必知氕之所以，氘之所在，左右上下，表裏内外，陰陽臟腑，氕氙多寡，候證逆順，治則寓矣。

補羸泄結，歸本却標，祛邪扶正，謀伐無道！明其無與，是知有過，但挈其因，便握其果！外達乎七門，内行乎九竅，遍於臟腑百骸，貫諸形神氣精，寒熱虚實，攻之自出，證之爲因，病之爲情，復何遁也？

知解鬱釋結，明補入泄出。惟審於奇出，察於奇入，常辨出入，始了如指掌。外而至於經隧，内而達於靈隙，内外氧氘，左右氕氙，盡知其會。則寒與熱争，知合而調之；其虚與實混，知補瀉和之；内外不應，左右不調，知決而通之；上之下之，伏之起之，知變而理之。即之行之，沐之彌之，明於幽微，乃曰至治。是必了其所致，先其所因，機挈隱微，治無不知，理無不臻，氣無不和，疾無不起，自刺無不應焉！

原夫神鍼調治之道，玅本其然，原其氣入者，補也；氣出者，瀉也；陽入者，熱也；陰入者，寒也；氘出者，凉也；氧入者，温也；不出不入者，平也；半出半入者，調也。然此下工之常，中工之變，上工之拘也。

夫先瀉氕而後補氘者，瀉之補也；先補氘而後瀉氕者，補而瀉也。補瀉之道，玅變活用，存乎一心已。其上之者，升以冒之；其下之者，下以降之；揚之者，散以衝之；消之者，清以浄之。玅法生心，無法不備，法法在人，變應無際。故曰：

各致其道，是爲鍼寶，復之使和，神聖機巧！

治氣之道也。

竊謂氣和之道，必明邪正，移精變氣，法乃大成。和之易之，即之復之，是爲聖工，是爲玅和。故曰：

上上之道，玅乎下下，巧乎中中。

上工役氣，中工使氣，下工捉氣，劣工覓氣，庸工候氣，盲工發氣，氣氣之道，亦微也乎！夫惟明於氣性，方明氣鍼，惟明鍼治，方可治鍼，鍼治之道，亦奧也夫！

氣鍼診治論萃章第五十八

原夫氣鍼之言診治，診在治先，診在治中，診中有治，治中寓診，診治一行，玅即一氣者也。故曰：診中以治，治中以診，診診治治，治治診診也！

稽夫氣法之爲診也，本出乎神聖工巧之上，外於望捫叩聽之中者。神乎其微，玄乎其兆，會之可即，索之不得者也。故曰：氛蚢之應，氣治獨診，邪正一氣，診治一行！

惟其診治合真，外應一氣之即，内契一心之靈，是以體用至神，玅用無礙矣。

夫診氣之應，玅應形神。形則臟腑百骸，外以應内，神則治亂衰亡，氣以應中。形診以氣以炁，神診以炁以劤，各致其理，無過其應，證驗於診，久乃自神，氣診之道也。

形氣之診，氣診之入門也。若夫五臟之有疾，有諸不和於内，必形不和於外，是皆可納諸其位以候其氣也。其氣之常者，常之；其氣之變者，變之；其氣之和者，和之；其氣之異者，異之也。其氛之與氤，一氣異應，但知其異，氛診自靈也。是以氛之應也，疾之徵也：其微應者，疾微；甚應者，疾甚；表應者，表疾；裏應者，裏疾；深其應者，深其疾；透其應者，篤其疾也。是故有應者，有疾；無應者，無疾；遍應者，體疾；全應者，血疾；真應者，殆其危矣！故曰：

應測氛戾，診法之奇，挈於一氣，神治以依！

稽夫經脈者，氣運之徑路也。常行者，人之道；常運者，氣之道。然常中存變，變中存常，脈本有異，道則無恒；氣行常變，脈乃無常。診治不知於此，便乃失道，岐黄不知，是乃執矣。故曰：診治以氣，不以常徑。平人其常，疾人其變，常變相對，是乃脈道！

此岐黄之失，神鍼之得也。蓋非氣診之測，不足以知夫脈行之有常變也。

夫氣氤之在身也，亦隨夫脈運之常變也，體日月之移易，法潮汐之回互，如風之行，似水之流，内以應外，周行不輟，是故氛氣之測也，亦必體於其道也。

身之要竅，殆氣會之道路也。若處之遲滯，則若處之有虞，診治不先及此，則無由入診，不及其常，則無由知氛之應諸空竅，不及其變，則不識氛之移諸百骸也。

身之要竅，空應凡七：一曰頭頂，二曰中胸，三曰陰下，四曰腿膝，五曰足底，六曰腰尻，七曰大柱（大椎）也。凡諸氤氲，些微氛氣，常起七處，藴藴不輟，命曰常人也。

夫診治不别氤氲之與氛髋，妄泄七竅，是必竭氤傷正，耗諸本氣，此庸工亂命之所爲也。故常要之竅，不可不知也。

爲治之診，先須了於五體七竅，氣脈正邪之屈伸出入，徐疾布留之所在。四時晝夜，七情常變，病之相與，治之相亂，了知本末，萬治不殆也。故曰：診不知逆順，治必難體順逆，此而言神，不知鍼也！

夫氛氤不奇，乃發不時，審於本末，便諳機知，關會節竅，寒熱所處，知決知導，邪得所在。是惟明診會刺，乃爲知行，惟明知行，乃可真知診治也。

行診之法，當先測察氛之所在，而守其門户，挈其氛行，斷其危移，順其磁向，斯乃蠲戾，邪乃可驅。若先不爲守，防患未然，設慮周致，則氜髋入陰，氰氛出陽，陰陽傳感，祲戾乘住，馳疾倀起，邪罹復嚻，反其病篤疾矣。是故治不知患，則必遺患，下工不知治氣，任一驅炁，非其治也。

故曰：診不知逆順，治不識因由，妄施鍼氣，則真邪交併，炁氤亂逆，夭人壽算，延人病痼，下工不知，良工不齒也！

嗚呼！測氣之間，存亡之機，虛實邪正，微以知寄，致心於微，不失其炁，候氣所在，乃可云治。若不知診治而爲之，何病能之？粗工凶凶，以爲可攻！昧工糊糊，以爲可補！補瀉其反則病必益篤矣！惟悉診治，乃可云治，乃爲可診者也。

夫氣之逆順盛衰者，治之機也；氣之邪正違和者，診之機也。但挈一氣，便契機微，挈氣之法，師有明教，觸根入手，六識入靈，但得一通，六根俱神，神變入微，微玅入鍼，診治之道得也。

是診之治鍼，惟在炁也。故曰：明得炁因，正行無問，不得炁因，是爲妄行。

原夫目者，心之户也；心者，神之主也；神者，生之本也。診治斯須，察目觀心，取志斟酌，玅通其心！是以先師〈玄一〉先生教云：

“神鍼之玅，玅應一心，心繫彼我，毋忘其神！”

可謂一語契真也。夫神之爲重，形亦非輕，蓋形之節要關會者，氣道之大路頭也，鍼灸之所契要，神鍼之所契機者也。夫鍼者形神之治異，殆活人之道則同也。

契機則行，勿滯有相，有之以無，凡有皆泥，無之著有，病痛自生。疾非其疾，痛非其痛，病之與恙，其來如止。神鍼玅用，了自先因，因之所滅，果其不生，執者如之，疾無能爲也！

原夫神鍼之玅，用在非常，化變萬應，玄燮調方，致有出無，秘透真常。是以爲夫鍼灸者，自難識夫神鍼法之圓通；然爲神鍼氣治者，自明夫鍼灸法之執泥乃爾！〈佛〉宿尚鍼術，請事斯語，但並嫻形神之鍼者，自信余言之不謬也！專業鍼灸者，其究心焉！

嗟夫！診治之道，粗執病，上執炁；粗守炁，上守神；粗守神，上守道。道之微，不離其空，診治之道，盡於斯矣！

氣鍼調治論晉章第五十九

原夫病之爲治，調之爲治，治之以調，蓋復常已矣！夫病，反其常者也。反常則變，變以生亂，亂而生逆，羈患由是而生焉！羈患起則邪從之，邪入則争，争則以戰，病痛生焉！邪病傷正耗真，體乃疾罷，是故調治之道，調其邪正也歟！

邪之與正，交並於中，調治之道，蓋驅除其邪而扶保其正，此蓋補正瀉邪，補瀉以調之法耶！

稽夫人之生也，本藉之氣，氣之成也，正則和，邪則逆，和者平，逆者囂，故氖應以盛，氤應以和也。故曰：補虚瀉實，調以邪正；邪去正安，氣歸其平。調無常法，正邪而已。

神鍼之治，以氣爲先，氣之爲治，虚實兩端。粗工庸庸，但知予氣，予過則逆，逆則邪踵！下工劣劣，但知泄邪，泄過正竭，虚則邪劫！故治不察夫氣之虚實邪正，妄爲予奪，實實虚虚，夭人長命，治之過矣！

故乃曰：邪氣盛則虚之，正氣衰則實之。實者，氤之弱也，刺乃補入其氳也；虚者，氖之盛也，刺乃泄出其骯也！一刺之間，補瀉成，而調治寓矣。然補氣之謂實，瀉氣之謂虚，虚而實則實，實而虚則虚。疾之瀉者，虚之虚歟？徐之瀉者，虚之實歟？徐之補者，實之實歟？疾之補者，實之虚歟？

是乃訣云：

疾補失補，奪氣之爲也；疾瀉失瀉，劫氣之爲也！能合徐疾，是爲大道；陰陽異用，是爲契要。

明此若提綱要，調治之則畢矣！

邪正虛實，補瀉徐疾，反成之道，於此見也。醫而不知，其堪執掌司命乎？

補瀉之道，察氣爲先，下鍼些些，便應其機！機之動觸，觸之靈應，應之玄微，微之所親，親之合神，神以合診，診之合治，上道之應即也。故曰：

補瀉之調，玅在氣交，刺微之間，鍼下機巧！

若能鍼之所之，氣之所之，而氣之所之，則神之所之，是必微玅自生焉！

病若正虛而邪盛者，先維其正而後出其邪；正邪俱盛者，先出其邪而後復其正；正盛而邪虛者，但去其邪而無益其正；正邪俱虛者，但補其正而無動其邪也。

夫補虛瀉實，應諸機微，機微之中，若存若亡。存者，應之如即，微細盡知；亡者，應而無即，難知所以也。是曰：

得應勿喜，失應勿憂，喜憂動神，失氣道也。但契其神，而挈其氣，微細之隱，即之如期，無中存有，如候天機！

天機若合，彼我一氣，一氣之應，辨於毫芒。智者察無，愚者執有，有其有矣，尚復何之？無其無乎，是生有變，變微其中，道斯成矣！烏可執諸有而勿一無歟！

夫正邪之調，微甚在診，治之以調，若得若失。瀉之其如虛，虛者，應氛而知其去，人去樓空也；補之其如實，實者，觸氤而知其來，風來樓實也。爲虛與實，在氣得失，得失不謬，是爲得調，調之爲效，如鼓桴之應，竿影之見也！故曰：神鍼之要，虛實是調，虛實乖悖，實虛反掌。庸工不察，反致其疾也。

補瀉其反，病其益甚，須臾之間，罹痛反復。是故虛虛之候而竭之，則氤氲空乏，奪其健旺；實實而益之，則氛戾囂盛，助其病邪。不明虛實，是爲亂紀；不明補瀉，是爲逆治。氣醫不察，傷人多矣！〈佛〉之所以反復剖白者，恐後繼之失察，蓋會之似易，行之匪易也！

形氣氤氛俱盛者，疾瀉可也；俱虛者，疾補可也。然俱盛者，盛之有别，其先實之而後虛之；其先虛之而後實之，非可或易，惟酌觀夫氛之熾盛剛柔，疾之囂張急緩也。是乃云：補瀉之道，氤氣爲寶；不得其氲，調治失道！非獨氛之應即而已！

夫契氛之言治，契氤之言調，欲明調治，缺一不可，玅應並致，是爲工調！故曰：

不識氤氛，補瀉無依；會挈氤氛，調出應機！

氛之易會，氤之難契，蓋正尚和而不應，邪尚逆而盛應也。欲得氤氛，其惟契應有無也歟！是曰：

别於機微，應於一氣，些微此中，神穎心提！

夫氛氣有餘，氤氣不足者，正虛也；氤氣和盛，氛氣殘滯者，邪虛也。正虛則邪實，故當瀉實以扶正，邪虛則正盛，故當扶正以溢邪，正盛害邪，邪盛害正，正邪争侵之象見也。夫正之與邪，亦復互根，正之亟奪，邪必應奪，邪之劫乏，正必應乏，瀉邪補正，勿違其過，調治之道也！

夫治尚奇正，調有常變。邪盛而祛，言其常，邪盛而守，言其變；補正欲邪，言其正，和邪以正，言其奇也！正復邪去，邪去正復，調無定調，治無定治，切合病罹，乃爲貴也。大要曰：

有餘者，瀉之；不足者，補之；不和者，調之；不順者，平之。

法無定法，調其不偕，必使氣和，以平爲期，是之爲治，是名調治，知調知治，治道畢矣！

氣鍼機治論豫章第六十

即論鍼治，機道爲巧，了機爲則，治道至玅！先師〈玄一〉先生有教云：

“道之則要，中有機巧！玅出其微，玄入其毫！是故得道悟道，懸之一機也！”

機之爲道如是，爲治亦必如是乎！

診治之機，不離其空，診治之神，不離形神。空乎？神乎？揆諸假真！萬有自無而有，萬理自假而真，但得無假之應，便契上機之神！世人生有著有，宜其不合也歟？

故曰：機著於無，用入乎有；機著夫有，用歸之無。無有真僞，道斯見矣！

嗚呼！假有之機，以其有而真；真無之機，以其無而假。然有應之應，以有以應也，是必存無以應；而無應之應，以無以應也，是乃無所不應。有應者必存無應，故無以爲應；無應者必存有應，是有以爲應。真僞之間，機其應微；有無之中，見其後先，有無無有，因别果異也。但能破其有執物見，自然見得道機，心胸豁然也。

故曰：道之爲機，無道之機；機之爲道，有機之道。修真之微，玄歸其希！

稽夫機治爲道，七觸爲寶：眼觸色機，耳觸聲機，鼻觸氣機，舌觸味機，身觸覺機，意觸心機，氣觸態機是也。

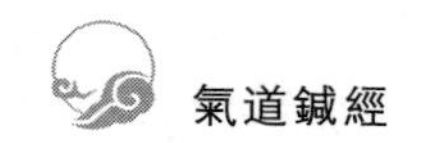

七觸之用，歸乎一識，一識之用，總夫一氣，是以契氣爲機，是爲得機，分而爲六，合之則一，體用之機，於此見矣！

一觸之要，動静爲先，聚散浮沉，藴其邪正。邪正之機，清静以微，囂動以甚，便即邪機，但視其氖氛之劇易，乃可爲機治也。

氖者主内，本正也；氕者主外，本標也。氖侵氕位則失，氕侵氖位則危矣！

氖者居正，氕者居奇。故氖氣之虛，正之内虧也，本機之虛也；氕氣之實，奇之外結也，標機之虛也。本虛而復外引，是竭正留虛也；標實而復内引，是盛奇致實也。竭本者，釜底抽薪；助標者，引賊入門，是謂失機也。治之者，反其氣以和之，工之上者也。

夫氣之在脈也，氘者居上，氚者居下；藴者居中，浮者居外。能別諸氣，是得氣機，不知別此，是爲失機也。

氤氳浸體，此其常也；氕氛漫體，此其變也。先明常變，次別正邪，機微在其中也。適有邪中，氛浮病患，是爲病常，微疾之兆也。察微知甚，機微以治，知甚不知微，機微難得也。機治之微，先知其微也。

氖氣應天常而脈行，順者曰治，逆者曰病；緩者曰祥，急者曰戾；通者曰和，結者曰瘠；沉者曰隱，浮者曰散。變乎一氣，正邪見矣。故氣者，一之致也。

是曰：正之與邪，異名同氣，氣之不足，便生虛氕；氣之有餘，便爲邪疾！是故氣之爲變，肇生正邪。

故曰：**氣盛有餘，便生邪火；邪火有餘，便爲賊患**！

是以氣之爲道，和者正，逆者反，微者疾，甚者病，行則舒，結則凝，是一安緣此一氣之治，萬病亦因一氣之變也。

是以，上工治氳，中工治氖，下工治氕，劣工治氛，盲工治魧，危其生矣！

是氣之應也，機之微乎！玄之玅也，神之會矣！是以風來，布之可也；浪來，引之可也；穴來，泄之可也；粘來，斥之可也；徐來，調之可也；疾來，導之可也；施來，歸之可也；霧來，拂之可也；滴來，開之可也。拉之不出，門户不利，疏之可也。治邪機微之道，盡象之於斯矣！

實於中者，先閉外門；虛於中者，先啓外門。開闔不能，法之不精；開闔隨意，法乃有成。機治之道，重在機微；機微之真，要在開闔升降之也。故曰：開闔不得，乃爲夭賊，升降不得，乃爲大患也。

《素問·六微旨大論》有云：

“出入廢則神機化滅，升降息則氣立孤危。故非出入，則無以生長壯老已；非升降，則無以生長化收藏。是以升降出入，無器不有。故器者，生化之宇，器散則分之，生化息矣。故無不出入，無不升降，化有小大，期有近遠，四者之有，而貴常守，反常則災害至矣。故曰：‘無形無患’，此之謂也。”

旨哉岐黄之論也！爲治之機，起之使升，導之使降，此使氣之然也。使氣不得，治機失矣。形之爲器，自爲升降，升之則正，降之則反，氣之周迴，貴有常守。若失常守，則生化之機息，所以災害至矣。是以生老健衰，莫不繫乎一升降也。

出入者，氣之盛衰象也。導之出則出，引之入則入，此使氣也。使行不行，治機不行。形之天接地予者，生氣之通天也。通之天地，貴有常守，故曰：

升降出入，無器不有，氣道之行，開闔常守。

惟明於氣道，常守自知，不知常守，機治不斯也。機微之機，肇啓自然，蓋本諸此也歟！

夫治氣之要，邪盡則止，正復則寧，邪盡不止則正耗爲患；未盡而止則留邪爲患。是正耗者，以氤作氛；留邪者，以氛作氤。此劣工昧行，夭人長命。雖云邪正一氣，分而不分，然常之與變，惟機治以能矣！

泄氛者，務盡其根；補氤者，務善其盛。氛未盡而止，邪復愈劇；氤未復而止，正復益遲！故乃曰：

除惡務盡，積善務正。

此治道之爲也。不知邪正，則施治無準，猶良工之廢繩墨矣。

然則氛之與氤，異名共會也。合乎一氣，分乎邪正，出乎表裏，貫乎上下。相倚相争，相危相安者也。是以正虚而竭其邪則死，正盛而竭其邪則安也！故曰：

合氣爲患，治别機要。

此治道之理也。不知於邪正相因，則治必失機，猶斫木而去蠹，蠹雖盡奈木已枯矣！

原夫氣之應機，異以感焉！有曰：氤之來也，柔以和；氛之來也，勁而疾！

其柔和者，和以治之；其勁急者，疾以治之，和疾之間，補瀉成焉。致其道則和，和其治則平，機治之至也。

其自發氤氣而爲治者，昧工也；泄人氤氣而爲治者，盲工也。昧工者，氣竭；盲工者，竭氣。治不合道，氣以危之，我他一體，出入一氣。是故竭氣爲醫，非機治之道也。

夫氛氣每乘氤氳而行，氛虚則氛戾乘之，外虚外乘，内虚内乘，上之上之，下之下之，左之左之，右之右之，如堤引水，無孔不入也。夫機治之道，先契其微，因循其咎，先實其門，會諸空竅，以防氛侵，是故知其氤氳之虚者，即知夫氛戾之在也。故曰：

能知氤氳，便爲得神，機治之道，存乎其氤，氤氛微玅，空中輕靈。

此亦正邪之機也。

夫氛邪之黏，即離即附，推之若前，引之不移。不明氤引，不知場向，功力不逮，均所難爲也。然若得氤正之和，挈頭捉尾，離之以間，則出之不難也。故乃曰：泄正易而引邪難，扶正難而致邪易也！

惟正氤之運，輕靈而行，是以易出也；惟邪氛之行，黏滞而附，故易入也。易出者毋引，易入者毋助，妄加引拿，取之不得，反增場引，是不助而助也。明於是理，治以反機，正者增其場引則自和也，邪者開其外門則自順也。是以去氛務明氤場，補氤務明氛磁也。明於此機，正邪氣靈，使導如令，得手應心，機微内契，效至外臻，治而致斯，方爲入門！

氣鍼氣治論觀章第六十一

原夫神鍼，本即一氣，鍼治氣治，一體異用。故神鍼、形鍼、象鍼之應諸氣治之道，蓋皆一氣之變用耳！

氣鍼之法，本即乎諸氣而治乎諸氣，故氣治之爲用，皆偕其道。故曰：鍼治之道，明於諸氣，應於諸氣，治於諸氣，調於諸氣也！

氣治氣治，離氣非治！氣鍼氣鍼，離氣無鍼！

夫鍼氣爲治，測氣爲先。悉知其氣，氣乃應治。應之無有，主客見真，真常有應，是乃可治也。布氣以來，有氣乃應，審知其氣，是爲氣鍼！

徐移徐入，謂之調氣；引氣引氙，謂之和氣；啓户開導，謂之泄氣；閉門納合，謂之濟氣。法固有常，治則無常，應其氣治，氣治乃應，應即無礙，斯乃玅致。致之於中，應之於外，内外相應，主客相合，是乃治應也。

應氣之即，主客合即。即之合應，是爲上應；即之似應，謂之正應；即之少應，謂之中應；即之異應，謂之下應；即之悖應，謂之逆應。應之有異，治之有異，至之有異，亦效之有異也！是以上應、中應，上治之效也；下應、逆應，下治之效也。此治應其應者，此其常。

其有應之如如，效其殊殊者，此其變也。故有上應不應，下應有應，正應不應，逆應有應者，蓋主客覺感之異，表狀之有差也。故曰：

鍼氣之應，應之乃效，效之與應，常變存焉！

主客之應，布氣之交也。交融一覺，應乃見焉。是故氣應之異，各有端倪，契會於理，是乃知效。故諸應者，效致之端倪也。

布氣之應，變微多端。應諸熱者，覺其寒也；應諸寒者，覺其熱也；應諸温者，覺其涼也；應諸涼者，覺其温也；應諸潤者，覺其燥也；應諸燥者，覺其潤也；應諸虛者，覺其入也；應諸實者，覺其出也；應諸表者，覺其外也；應諸裏者，覺其内也；應諸上者，覺其下也；應諸下者，覺其上也；應諸和者，覺其舒也；應諸攻者，覺其痛也；應諸癢者，覺其黏也；應諸滯者，覺其糊也；應諸木者，覺其麻也；應諸著者，覺其鈍也；應諸浮者，覺其輕也；應諸沉者，覺其重也；應諸微者，覺其無也；應諸甚者，覺其篤也；應諸至者，覺其跳也；應諸往者，覺其没也；應諸揚者，覺其行也；應諸抑者，覺其止也；應諸貫者，覺其通也；應諸阻者，覺其塞也；應諸利者，覺其滑也；應諸結者，覺其澀也；應諸竭者，覺其陷也；應諸盈者，覺其冒也；應諸敏者，覺其捷也；應諸鈍者，覺其遲也！上者上應，下者下應；外者外應，内者内應；臟者臟應，腑者腑應；氣者氣應，血者血應；急者急應，緩者緩應；虛者虛應，實者實應。半表半裏，半陰半陽，各致其應，各應其咎，各應其診，各應其治。氣治之道畢矣！

夫鍼得其應，氣之應也，不得其應，氣之失也。應者即應之，不應者即復之，復之不應者，其診難診，其治難治，其疾難已矣！故曰：得氣得應，其疾可致；失氣失應，其病難治！氣之與應，效之與信矣！

凡諸布氣，先立其時，以合其治，表裏内外，上下前後，合之則起，失之則殆，雖不即現，時日移易，病邪機轉，衰減即起，疾之所加，是爲失時非氣，亂治之過也。

凡鍼氣入，其痛有加者，蓋攻疾而行氣之通也，勿謂鍼氣之失也；凡鍼氣出，其病少緩者，蓋氣和而病差之得也，勿謂氛氣之盡也。其鍼應之痠痛癢麻，輕重劇易，亦復如是，是皆鍼氣之行效也。

夫神鍼之治於氣也，氙者勿升，氚者勿降；泰者以迎，否者宜避；

浮者宜納，蘊者宜出；靈者宜開，昧者宜闔；祥者宜采，戾者宜祛；氕者宜予，気者宜奪；氤者宜順，舤者宜起；氳者宜補，氛者宜瀉；魔者宜正，祲者宜禳；常者宜和，變者宜治。氠氭有節，布合得勢，正氣和旺，邪氣乃滅，是治氣之擅者也。

原夫寒從足始，治下宜氙也。風從頭行，治上宜氛也。濕從中生，治中宜氠也。此三才之約，故乃曰：能得三應，是謂法常，氣治之常道也。

夫風從陽，中人也高，高應也冒；濕從陰，中人也下，低應也潛。冒以冒治，潛以潛應，應治機審，萬變一心！故云：

能別上下，正行無礙！

夫病之有形而不痛者，陽之證也；病之無形而乃痛者，陰之兆也。陽者主外，陰者主內，治別陰陽，乃能中節。故曰：無形而痛，気治其陰；有形而痛，気治其陽；有形無痛，気治其形；浮痛無形，気治其凝。痛之形則易已，形之痛則難已矣！

陰陽皆有，內痛外達，此其病也。急者先解其陽，後釋其陰；緩者先釋其陰，後解其陽；陰陽皆微，急消之可也，其疾易已。陽病而未入於陰者，即解其陽，易已矣；陰病而出於陽者，難已矣，治當兼合陰陽。此內外難易之應也。故曰：陽之陰者，疾難；陰之陽者，疾易；陽之陽者，疾易；陰之陰者，疾難也！

其痛發者，陽也；其痛沉者，陰也；其沉腫者，陰也；其浮腫者，陽也。陽者，陽之候；陰者，陰之證。應之有異，治之無埒，陰陽之大治也。故曰：

陽病治陽，陰病治陰；陰病治陽，陽病治陰；陰陽合治，玅法自生！

氣道之診，鍼氣之應，気氛互見，別之當審。気氣者，如囪沖煙，如磁吸鐵，如籠冒氣，如冰蒸氳，如糊粘指，如篠刺手，如氣吹指，如棉水濕，如豬膏油，如循葛藤，如涉迷霧，如行地陰，如御風行，如臻無際，細微之間，診治出焉！機巧存焉！機微見焉，玅治在焉！是曰：知其常也，則變在中；知其反也，則正在内；知其此也，則彼在裏；知其奇也，則偶在兹也！

明其如是，則氣鍼如是，診治如是，病安如是，邪正如是，否泰、高下、真僞、常變，亦莫不因而知其如是，因而行之是如也！

是以鍼氣之用，變活其應，疾多則炁多，炁多則鍼多，鍼多則應多，應多則玅多也。是乃圓盤走珠，遂意如神，心爲氣應，玅變鍼行也。是以一鍼而一之應者，下工也；一鍼而有以應者，中工也；一鍼而無不應者，上工也；治無不在，疾無不應，應無不玅者，聖工也！故曰：

一氣應疾，百炁應鍼，疾疾應治，炁炁應心！

氣鍼炁治論比章第六十二

氣鍼神用，玅應一氣，一氣之應，博應三界，廣即常變，非可一觀者也。然診治之應之於氣也，其以氛炁爲先，而炁之爲用，尤屬首要，是以有夫炁治之專論矣！

原夫神鍼之用，以炁爲先，氛之所引，應之所示，鍼之所指也。內外上下，前後左右，各致其疾，各致其治，鍼用畢矣！

故曰：工治其長，炁治其方！

稽於神鍼之要，緝炁爲寶；緝炁之要，截根爲玅；截根之要，劫意爲高。

兵法有云：

攻心爲上，攻城次之！

刺法乃云：

攻意爲上，攻病次之！

故曰：

知契其要，一語可即；不知其要，浪説無益！

炁氣之盛者，疾以泄之；氤氣之虛者，疾以補之；炁之上者，上以之；炁之下者，下以之；炁之逆者，順以之；炁之凝者，散以之。務致其和，乃爲治樞，炁治之玅也。

夫病炁之在身也，優者深隱，遊者浮發；聚者痛脹，彌者痠麻；伏者沉著，潛者伏下；外衝易已，內伏難挾；驚其騰馳，憂其隱挪；自治易治，自亂易亂，治者易治，亂者難治。故氛之在敷，縱或彌夷，易已之致；氛之在潛，即或一隅，難已之致，此易難之氛應也。其氛之在脈竅關節，難去也；氛之在肌膚常地，易去也！明夫其地，便知其天，應治在人，治之至也！治不別診，診不別氣，氣不別應，應不別機，機不別微，治之失也。

原夫氛氣之在病也，其向無有常，其機無有恒，故明於機者，向之契也。向者，氛之鋒、磁之首、場之軌也！入於機微，機微其應，故爲氣治鍼治之氣法道也。此言氣法，名之氣法，法本非法，是乃爲法也。故曰：

氣之爲法，以法爲法，法法非法，非法即法！

若執此言説而爲氣法，則法法執偏，難入圓機，玄微不透，奚以應萬變耶！

爲治之則，去氛爲基，殆至氣無去來，則氛無邪正。然初即之法，必尚其別，是故氛之羈場，但合諸氣向者，爲易引也；悖諸氣向者，難引也。其合諸氣向而不合其場者，難去也；然不合氣向而反合乎其場者，易去矣！主客奇偶，亦復如是，如是之是，名爲其是也！

夫氛之在疾所也，氣行無有常，氛氣之盛而衝者，磁向外也，外之爲張，其易引乎；氛氣之吸而附者，磁向横也，横之爲亘，其難引乎；氛氣之盛而納者，磁向内也，内之爲悖，其勿引乎。此氛向磁流之所然，診治宜別也。

稽夫氛氣之動，隨磁順向，無有常態，是以引合其動者，善御夫氣用者也，强引其動者，不善御氣者也。故曰：上工引氣，合諸氣運；中工引氣，順諸氣運；下工引氣，捉其氣運；劣工引氣，强其氣運也！

氣運之道，亦大矣哉！

夫氣運之場者，氛之體也。氣運之動者，氛之用也。知測其場而不及其動者，知體不知用；知測其動而不及其場者，知用不知體，是皆不完氛之體用，不善治氛之診治者，皆非至治之爲道也。故曰：明其體用，復諳常變，會其奇正，是爲至治，氛道之明者也！

氛動之用，曰逆、曰衝、曰伏、曰浮、曰沉、曰附、曰波、曰旋、曰漫、曰散、曰聚、曰起、曰内、曰凝、曰作、曰引，其致非一，其象萬千。故曰：氣無定形，氛無定情也。是以氛之爲引，外而衝旋者，易去；内而伏凝者，難去也，餘皆應此而爲易難之變也！

氛之易引者，易治；難引者，難治也。引之而竟去者，疾之易致；引之而復歸者，疾之難致也！引之不如，驅之不去，散之不開，推之不移，挈之不動者，疾必難治，氛其難已矣！其有引去之而不已者，或引之而復然者，去盡而益復盛者，其必難已矣！治之强爲，亦復無功，是必功之不逮，疾之久篤者也。是凡夫疾之重篤而醫之功薄者，其氛氣引之而不去之，是不可治也。故凡不可治者，殆功之薄、疾之盛、正之脱、業之著也。若場之不挈，向之不合者，則法之疏、功之淺、學之劣、治之失也，抑皆非治之治，下工之爲也！

夫氛之浮者，浮之治；氛之沉者，沉之治。浮治者，致其外絡之氤；沉治者，致其内脈之氤。治不以其道，引氤妄入，氛邪反沉，致疾反深，則治不合道，道其違之，篤疾危候，夭人長命，醫工之失也。故曰：病淺治深，氛賊循門。治之者，先導其氛，氛邪得出，乃實其中，始乃合户也！

若導之而虚，虚而引場，場增吸附，邪因乘之。治不知此，疾必還復，是知夫去氛而不知夫絶氛之路，此而去氛，非真去也。故曰：

去氛之道，先更其場；去氛之法，先移其引。

不知治此，氛必復起，庸工之所爲也！

噫！氛之爲道，亦奇也！

原夫氛之張者，痛也；氛之聚者，腫也；氛之住者，痛也；氛之散者，已也。張者，其治以伏之；聚者，其治以散之；住者，其治以攻之；散者，其治以和之，治之不已，更復爲之，以平爲期。

百病之生，有根有因。根者，氛之本也；因者，氛之由也。但治其氛，以去因由，其根乃摇。因而去之，劫根之道也。氛之爲治，深者深之，淺者淺之，直者直之，曲者曲之，伏者伏之，旋者旋之，起者起之，彌者彌之，銜者銜之，收者收之，順之和之，去之散之，更之復之，道以道之，適之爲故，從治之道也。

逆治順治，治之不一，道之不二，治之至也。故曰：微之逆之，甚之順之，衰之逆之，盛之順之，但明逆順，治道之真！

夫氛之乘於形者，形疾；氛之乘於神者，神疾。氛乘因而入，病引氛而止。是以致其因者上，致其氛者下；契其機者上，會其邪則下，明其因機，是爲上治；明其邪氛，是爲中治；泄氛去邪，是爲下治；補氧濟氣，下之下也。

氛之動，不離其因；氛之移，不違其機。因退機回，病自去矣！故曰：能别機因，是爲大道，不别機因，是爲妄行！

其疾之爲患，肇端多致，凡諸罹患，氛邪是從，故無氛不成疾，無疾不有氛也。故曰：氛之患根，六淫七情，金刀蟲獸，火燙凍冰，百因百病，不離氛淩！

是故六淫七情等爲患，治亦在氛，氛去則六淫七情自已矣。

氛之中人也，必由其道，明知其道，治診真寶！上入者，上出之；中入者，中出之；下入者，下出之；後入者，後出之。必預其所因，先其所機，從其所致，順其所成，逆其所生，迎其所臻，必先其道，無伐無過。誅劫有當，明治之道也！故曰：但明其道，以道行道，不明其道，治之歧道！

氛之爲患，根諸病場，病場生引，磁聚氛邪，氛邪捧場[①]，罹患作矣！是以氛去則場移，氛散則場更，是治即所以治場也。故曰：氛之與場，異名同類，治氛竭場，治契其歸！

然氛之與場，究有别焉！氛者場之用，場者氛之體，是氛之爲標，場其爲本也歟！故曰：治氛遺場，忘本致標，場引氛聚，病邪復囂！

場移而氛無根，氛自去；氛移而場仍住，邪復起。是故氣治之道，治場者上，治氛者下也。凡諸疾苦，其患之輕者，氛盛場浮，故氛去則場移，病乃向愈；其疾之篤者，氛微場沉，但去其氛，則場復引磁聚氛，病必復起焉！是當根移其場而截其引，是乃有濟也。

竭場之法，其行蓋四：

一曰知測引向；二曰知測磁心；三曰知挈場交；四曰知覓同場。

四者知行，方可以功移易，以功化滅。若功之不逮，測知尚是不可，惶言移否？故氣鍼之治，治氛易而治場難也！

校訂者注

①邪氣常以場爲中心覆蓋其上，邪場並致，故罹患作矣。

氣鍼用治論剥章第六十三

論氣用治，神用氣治之謂也。人之所持，其惟神氣，故神用則靈，氣治則微，知靈知微，用治之道畢矣！

用治之法，神氣之如，如如之用，殊費居諸。時久則靈，靈久則微，靈微之并，神用生矣。質諸神用，其行蓋三：

一者，凝神以入道；二者，悉心以入法；三者，集氣以入功！

三者齊行，三行合真，方致其用。三者之行，本是一貫。惟凝神，始能全其神用；惟悉心，始能全其心力；惟聚氣，始能全其氣行。是則神用自在，心力自濟，氣行自臻，三合其精，還其本真，復其元能，用無不靈，靈無不微也。三者之間，心力以挈神氣，故心力不可妄動，神氣不可輕用矣。先師〈玄一〉先生教云：

“心常不動則力聚，心若妄動則力散。但能聚其心力而全其體用，則神氣得御而功夫自見。”

玅乎哉言也。夫神用氣治之道，勿散心力，蓋神炁爲鍼，用治之於一真，若輕動其神，則神思内耗，心力不濟，奚爲用？初學不知，涣漫以應，心力憚散，氣質浪浮，傷真損氣，斯豈用治之道哉！

用神之道何以修？曰：節而已矣。昔道門有道諺云：

“天有三寶日月星；地有三寶水土林；空有三寶風雲雨；人有三寶精氣神。”

是神爲三寶之用，非可輕忽也。但能節以養之，蓄以聚之，則神氣日旺，心力有濟，自然玅如也！此神用之道也。

夫氣鍼爲治，則氣爲之用也。氣者，貫三才，布六合，無所不透，無所不漫，緣氣透三才萬有，故氣之致治致用也，必貫夫三才萬有，而發其神用之治也。故極夫氣治之用，氣治之施，約之蓋三：一曰人類，二曰動物，三曰植物也。

是凡有生之物，有氣之應，無不可以氣施用，以氣作治，以鍼爲用也。

凡諸有形，是皆有氣，氣以應氣，施之據也。凡諸有生，是皆有信，有信有息，是乃可診。診之邪正，是乃可治，治契其氣，自乃通神，即無命無靈之石，亦可爲行，無邊無際之雲，亦自可即。故曰：氣爲神用，概乎萬有，出乎一無。

是三才之具，莫不可診，莫不可行也。

察其神，知其氣；察其體，知其用；察其常，知其變；察其正，知其反；察其治，知其亂；察其安，知其病；察其病，知其治；察其治，知其情。萬物一理，凡生一氣，但識其理，自知其用也。

是凡常者，和之氣也；是凡變者，逆之氣也。知之而診，知診而治，知治而行，去其逆而復其和，用治其中也。明於是理，熟於此法，則時空假致，數行非臻，安常安變，安生安化，安堅安生，亦無不可診也。故曰：

氣治之用，廣大悉備，玅化在人，幻諸一歸！

嗚呼！凡治之作，無病不可；凡治之用，無氛不中。氣所行治，主之輔之，神治形治，酌情量之。若疾危急，合治爲宜，形之將敗，氣曷可爲？委諸宿命，非治道之德也。是以廣治由心，變治由人，各致其玅，治之至矣。

治用之道，切病爲至，治用不應，變應其治，執法之法，非治之法，變應之法，非法皆法。不變之法，是爲不法，不變之治，是乃非治。故曰：

氣治之道，玄變微玅，執治爲用，失諸機巧！

《周易·繫辭下傳》有云：

“子曰：書不盡言，言不盡意。”

委諸筆墨，其圗理也乎！

夫運用之玅，存乎一心，道貴心印，其惟在人！明玅此理，神用氣治之道，無復爲言歟！噫！治人之道，亦博也哉！

凡欲治人，必先治身；凡欲治他，必先治己！治身治己，其有道乎？

《素問·陰陽應象大論》有云：“是以聖人爲無爲之事，樂恬憺之能，從欲快志於虛無之守，故壽命無窮，與天地終，此聖人之治身也。”

〈玄一〉先師嘗有教云：

治身之道，莫若逆行；治心之道，莫若逆欲；治氣之道，莫若逆肆！知於逆者，必知其順。順者，順其自然也；逆者，逆其使然也。明於逆順，治道得也。

旨哉斯述乎！

傳真秘道論坤章第六十四

嗚呼！道之大，亦博也哉！道之奥，亦玄也哉！道之精，亦約也哉！道之易，亦簡也哉！道之傳，亦難也哉！故乃曰：

經欲傳真，道其難之！

竊謂古來學道，皆欲知道。〈佛〉昔求道，亦希盡聞真秘。每值先師謹言“秘法”，輒惱之！嘗辯曰：“夫道者，天下人之所共有；法者，天下人之所共成。旨本利生，功在濟人，復何秘爲?”先師聞而釋云：“人皆有此疑，以爲得道者秘法自尊，不知道本難言，亦非堪言者也。故法之秘者，非爲自守，蓋慮其遺患也。必其秘者有三：一者，法關生死，恐恣妄行也；二者，法關修階，恐礙下修也；三者，法關傷死，恐傳匪人也!”

〈佛〉聞是訓，始乃省悟，法之自秘，非是保守，道門秘傳，有以來矣。

其無爲之真，自修之至，每訣法自秘，恐言之而誤來者也。蓋伏心之知，易生潛著，下意之生，疑爲功境，此而爲誤，多不易辨，誠斷人慧根之失也。

考夫神鍼雖爲小道，却向爲神技秘術，道門列之而曰禁秘。蓋此道小則可以治病救人，大則可以御敵制命，善者可以濟助弱困，惡者可以害人無形，是以古賢自重，不輕昭世也。

元季以降，道家“七步塵技”聚術行世，握道者，以術易法，日益集法歸宗，終乃成其“七道門”之傳，神鍼之承，亦有以列焉！明季，集南北諸法而統括之，殆“七宗九門”之傳矣。抑羅希赤縣，脱穎神州也歟！

稽夫神鍼，涉世隱秘，不逮六耳三口。元明以降，各派諱忌益甚，相率不言“氣穎”“神鍼”之名，遂致詭稱異謂，密諱繁多。吾宗太極門則隱其稱曰白虎鬚。其如名曰神筆、天丁、幻刺、玉鋒、白芒、金穎、玉女鍼、蜂尾刺、靈犀透、玄臺鶩等等，名目雖夥，實皆一炁鍼而已。

氣鍼之傳，向分剛柔二道，剛者多用於制敵，道家劍仙門用爲其基功初技，變幻引用；柔者則多用於診治，秘傳於教界（道門各派爲多）、武界、醫界，乃至高士奇隱，江湖游方。凡得之者，次第觀修，功到自成，無不視同珍寶。明清以次，傳承日稀，知者益寡，抑人心不古，世風日下，各派傳人乃相與戒慎，恐法傳非人而誤世歟？

近世物質昌明，西鍼以藥，中鍼以器，重形輕神，故神鍼更形隱逸。今者，杏林名宿，武宗巨擘，術界大匠，亦知之者可數，寥寥乎無幾，堪嘆斯術之淪滅矣！嗟目下之鍼界，操鍼者多多，却未夢見夫人炁竟以爲鍼之事，大率不識中華古達猶有神鍼之傳、神炁之治，亦良可慨矣！

嗚呼！法之欲傳，道復難言，是以先師〈玄一〉先生嘗嗟惜於此，曾示〈佛〉一絶云：

虎鬚玄秘傳千冥，最惜杏林不識丁；

欲向懸壺公九秘，恐君挾技暗欺心！

其修爲之真，中上之秘，殆不敢輕顯，恐無道之人，矢志爲惡，修透三光，洵足懼矣。此誠仁者之咐囑，慎者之遺命也。〈佛〉今破古而作是經，雖是初泄即秘，願其濟化鍼界。法本無關，達者自穎，其後之智者，若因是而有悟者，術必可得，謹當正心自愛，善濟苦厄，勿悖先人善襟焉！

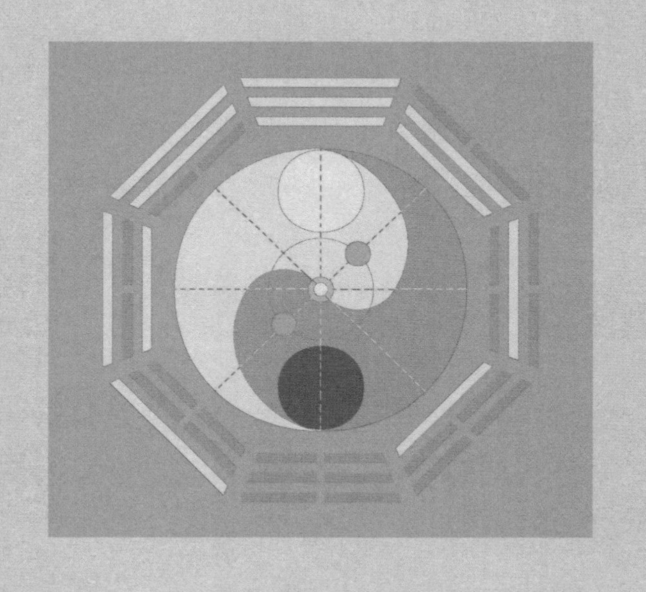

氣道鍼經·太極經合璧

陸錦川◎撰

下

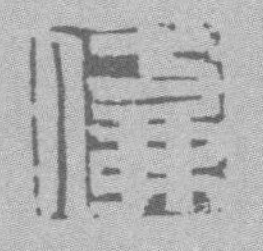

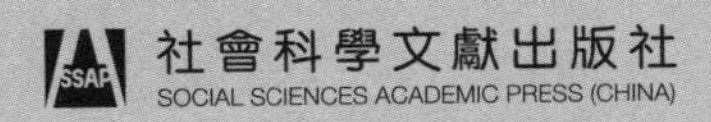

太極經

道家太極門　歷世祖師 著
宏真太祖師　承傳再精造
而清祖師　　奉理承繼
玄一先師　　受撰傳薪

晚仿佛居士　索憶重纂

千禧金龍歲首
重訂於不息齋
時甲子之周日

《太極經》編輯說明

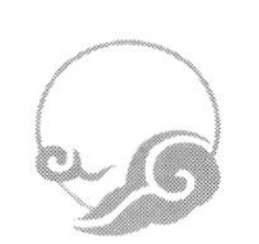

《太極經》秘鈔全書分九卷八十一篇，爲中華太極學之根本經典。其先本爲古道家太極門聖典經論、太極大法精要集成。《太極經》秘承代傳中，迭經戰亂，曾不幸湮佚於劫難。後經當代太極門傳人、太極學立學者陸錦川先生據幸存殘紙，默誦復憶，終乃劫後重光，再現於世。

2004年9月，《太極經》首次由太極文化發展有限公司在香港印行出版。2017年，陸錦川先生曾作過一次校訂。本次彙校勘訂，以2004年港版印刷本爲底本，以2017年陸錦川先生的校訂本（電子版）爲參校本。

經卷原爲竪排寫本，港版改爲横排。錦川先生從照應古傳寫本版式和尊師重道角度，在横排版式上創建較多，以體現兩種版式的對應關係。這次彙校在版式上除了繼承錦川先生在版式上的考慮和設計，根據出版要求，作了一些調整：

（1）港版中，錦川先生因人物尊稱而用了多次退行、退格的排版方法，因古籍排版一般均爲退行一次或縮進一字、二字，爲免讀者在版式上産生疑問，這次統一改爲歷代宗師等人物尊稱一般另起一行，頂格排列；上下行之間，依據師承，退一格。其他正文部分縮進兩字排列，段落起首不再縮進兩字。

（2）經書正文總體由兩部分組成：經文部分和佛按部分（即陸錦

川先生按語，陸錦川先生道號仿佛）。經文部分亦分兩種，即：頂格起首排版、字號最大的爲古傳經文；縮進兩字排版、字號小一號的爲後世歷代傳人增補的對前述經文之論的辯機、闡發、引申和補充。佛按部分整體縮進兩個字符，字號較增補經文部分小一級。佛按部分爲錦川先生對經文部分的注釋、點評、發揮、機悟，亦是對經文的補充，故是經書的有機部分。

（3）凡經卷中有提及歷代先師、宗祖名諱之處，均在名諱後空一格，以示尊崇。凡經卷中有陸錦川先生以道號“仿佛”自稱之處，常簡稱“佛”，字號較同行字體小一號，以示謙遜。

《太極經》初成於唐宋時期，道門秘鈔傳承向以口傳、秘傳爲特徵，因其内涵古奥，經文多存古今異體字，此次據出版規範要求，略作謹慎修訂。經文中存在特定專有異體字和圖符，依傳承保留，讀者詳參，文意自明。彙校底本、參校本兩版中存在個别時間年代錯誤，已據實際情況修訂。此外，“气”爲“氣”之古體，見《説文》，爲體現哲理意涵，本册書中均使用此古字。

這次《太極經》的編輯校勘由中華炎黄文化研究會太極文化研究分會負責組織實施，本着“尊重且不擅改經卷原文”的原則開展工作，力求爲讀者奉獻一個精善之本。

《太極經》在中國内地的首次出版，是陸錦川先生平生大緣大願所結碩果，也是太極學和太極文化的一件盛事，必將爲道家思想和太極哲學的研究與發展，拓展出一個新視角，助之躍進至一個新境界。

參與本次編輯、校勘者爲：韓樹春、姚天泓、文小剛、金輝、徐建華、蔣華、霍用靈等。最後由霍用靈、金輝審定。

《氣道鍼經·太極經合璧》的出版由中華炎黄文化研究會太極文化研究分會“太極學出版基金”提供贊助，亦得到諸多太極學者的大力支持和襄助，本書編委會謹此致謝！

《太極經》秘鈔目録 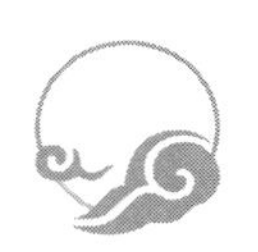

而清祖師 眉批《太極經》

而清祖師 嘗於承編之《太極經》書眉，手批曰：

太極而有典，當自本經始。

而清
手書於杭城草廬

上文爲
而清先師 當年重訂《太極經》之誌書

弟子 玄一 再拜記

晚 仿佛 憶記

而清祖師 示傳《太極經》

昔
而清祖師，嘗就《太極經》一書之始末書示
玄一先師，有云：

《太極經》者，本晚古以來太極門歷代
祖師所偕作之大道經論，其爲文也：
或祖經，或傳法；或理臻，或行達！
率皆
師門道德心要，向爲吾宗
師承悟真之法寶秘籍。

此册即先恩師
宏真宗師 之所親承於
修古祖師，而
古上師 又親承於
無真祖師者。

原籍古經，聞逾三萬餘言。
惟昔年會當

師古上人 值得本門獨脈秘承，道繼太極法緒。奈目不識
丁，無能爲事，遂將之隱埋於大岳古喬峰下逾四
十年！
歲月逝佚，流行無情！
及至取出，九層漆盒，已朽七八；錦繡包裹，半成
紙餅！
吁呼！亦險也歟！

緣
古上人 雖道德高臻，武功絶倫，然初選之及門，皆不諳
文字，遂埋經俟徒，懇祈天賜，祝待來者。

晚後，幸得
宏真先師，乃將古喬埋隱之秘，珍重付囑，急令再造成
籍，傳薪燃燈，以副太極道行理法因緣之弘繼。

鑒古經險夷之危，致祖言幾斷！
古上人 痛定思痛，遂指天而誌訓曰：
本門宗繼，自宏真 始：
務祈：
道高德厚，文卓武越，方許立嗣，授記本經！
是斯《太極經》者，真龍象歟！

原經後承
宏真先師 手訂，汰蠹去糊，剔贅删復，補遺正誤，續尾點睛！

精約之而爲八千言。

玄一注：分合爲經文、法本二籍，然歷世之上下佚。

斯須時，誠已是玅用畢具，洵足精要矣。

然

師性高潔，更復嚴謹，文章堪風千秋，立言期許萬古！

動勞三復成書，猶是自嫌繁冗。

示付時，一再諄囑貧道“精酌嚴篩”。

嗚呼！此書本爲

聖師、聖論之歷世微言瓴著，豈敢妄加斧鑿？

然

恩師慈訓，些敢怠拗？

以故貧道焚香叩拜，殫精竭慮，積千日之功，爰束就經論爲五千餘言。

玄一注：即《太極經》秘鈔手稿。

所以爲此數者，擬並

道祖老子《道德真經》之機數，祀紀本門世代

先道師苦心孤詣之功業！

鐫鏤之勤，愚千之得，誠不足以當大雅！

恭忝恨晚，幸無辱命。

吾觀汝夙性慧忍，潔潔素澹，文華古樸，必有可爲。

現將此經付囑於汝，汝當再爲精求，期寄高致！

並妥爲珍藏，善爲承後，慎勿輕出，免致不虞！

些待緣法成熟，期可修合，乃梓行傳世，聊誌本門世代宗祖立言之德，度世之功！

嗚呼！

此經手鈔，聞已迭作千餘載，浮沉滄桑，幾經危殆而不泯！

至是，竟乃成傳於吾手，豈非天乎？

以故吾嘗竊信：

此書緣起非凡，龍性虎命，堪當道德流韻，師率萬古！

汝或汝後世弟子，必有能光大之者！

願子幸勿負歷世

宗祖之殷殷夙忱，袂袂辛勤！

務其毋佚，至許至期！

幸甚！

而清 囑筆

玄一先師 注：

時一九二四年九月於太湖

手書於《太極經》之末葉

晚後仿佛 記校

《太極經》秘鈔緣起

——承傳重纂 梓版記述

《太極經》者，太極門道行養生修真之聖典經論也，向爲道家太極門師門承傳之秘籍鈔本，蓋不輕示人者。

惟據歷代
先祖師之沿承，謂：

此經於魏晉之世，應是太極門修示之法本指義；降至唐宋，節言日精，彙論日緒，乃漸名之曰“經”。第此“太極經”之名，殆始稱於宋季云。

此經於宋初，云已出入三千言；元明之季，代有增益；明末清初，孳及萬言；清室中葉，繁複雜合，竟逾三萬！

殆文華精純之
宏真宗師 出，承
修古上人 古喬埋隱之傳，始乃再即秘籍，重加治理。

奉觀已，惜其良莠菁蕪，難當大雅！

旋乃大加斧鑿，擷精汲要，類設分陳，終乃克成兩籍：

一爲《太極門法本》；

一爲《太極經》秘鈔。

《法本》之輯，至爲玅品，文字圖符相與，尚不足千字，洵爲精純之極。

《太極經》秘籍鈔本之輯，堪稱至信：内藴宏深，精純有得，道貫德真，堪風千秋。

《法本》所涵，爲本門“三功九秘”之道行真秘，即九階實修大證之印證文示，及諸心印、心法、口訣、圖符。

爲利引衆生，定永不開示！

爲未了得窺，恍若天書，浪猜妄度，有害無益！

然其後世修真者，無論信傳私淑，但凡修悟得道，便可隨應傳承；凡非修透三真，不得授受接印。

以故，當年之《法本》扉頁，

宏真宗祖 曾大書六字云：

透三真，開心印！

以警禁後世貪道邪竊之無行！

《太極經》鈔本之輯，本亦多爲禁秘。

玄一先師 嘗有傳謂：

祖師當年慈悲爲懷，但凡可言，無不彙録經中，期日後方便示人，即慧入法，以利接引好道後嗣衆生。

後

而清祖師 承傳此《太極經》秘鈔，更奉

宏真祖師 面命：“精酌嚴篩！”

斯乃重爲删理，謹爲增潤，克成今傳之鈔本——《太極五千言》。

爲防泄真，謹書密符，略爲隱語，以阻浪竊，故外人縱或攫取，亦斷難窺測得是中理行訣要。

復後

玄一先師 承傳此經秘笈手本，晨昏參誦，慎爲珍藏，惜十餘年後，不幸爐湮於倥偬之戰亂！

嗚呼！

而清祖師 當年手書之立經遺墨，何等珍貴，竟爾湮没於兵火！

天乎？天乎！

其後之傳繼，則爲當年

玄一先師 事後默誦之微記。

稽

玄一先師 是後精酌之《太極經》秘本，一尊

而清祖師 當年之所立，象數仰就古聖，文凡五千餘言，正匹老子《道德五千言》之大數。吁！殆取其至重、至尊也歟！

玄一先師 因是嘗謂：恭觀此經大旨，當與

老子《道德經》並傳，源流相寄，體用相與，不可小覷。

玄一先師 記筆之《太極經》秘本，全書文字約之而爲九章（如符○），每章制以九節（如符●）；殆祈印合《大易》“九九歸一”、九九八十一之機數，爰更以應符太極“大九”“九九”之極致云。

其間，每節（●號）下之圖符文句，或文字圖象，或形貌符

籙；其載或文或詩，或句或篇，長短不埒，或引經，或釋典，或辯解，或補義，率皆言簡意賅，耐人尋味！

佛承先父師
玄一先生 薪傳，自當珍藏懷璧，奚敢輕示於人？
伏惟晨昏默誦，曉夜契悟，躬耕心性，奚敢怠忽？
悽十餘載後，運動雀起，先人留筆，慟難自保，傳世經文遺墨，竟又復燼湮、佚於"文革"！
覆巢之下，焉有完卵？
天乎？
數乎！
嗚呼！亦哀噓之甚也哉！
自是，再無敢成册留迹……

光陰荏苒，數十年轉瞬而逝。
殆是經機緣復起，已晚至千禧金龍歲首之孟春……

一夕，某生偶閱《養生修真證道弘典·人物著述門》，忽詢及《太極經》一書之所傳何在？
予突兀之間，不知如何指説……

嗚呼！
是經秘鈔，没於"文革"，若不重建，久而失記，必致湮佚！
噓！先人心血付諸東流，則佛絶經斷道之愆亦大也歟！

吁！機示及此，其緣起之至也歟?!
噓！
風來揚帆，水到渠就，謹當應運而輯紀之。

遂乃少汰塵緒，略事寧謐，收拾藏紙，冥思苦搜而援筆就牘焉。

吁呼！
是經之文，殆爲佛近四十年後轉輾索憶，重行輯集。
雖太極宗旨，先哲秘訓，猶不致失左於大略，然遺詞賅意，文讀句設，文言字數，則良非
祖師、先師當年之舊。
爲接引方便，此番立言，稍趨詳備，指道釋論，略有延展，惟恐今人不諳古文耳。

吁！欲窺古經原豹，期其葫蘆依樣，曷可追爲？
伏念至此，不禁痛憾、慟惜！
天乎！

嗚呼！
道機之玄，紗不可復！
於今不得已而求其次，殆魚目混珠、狗尾續貂已？
然此，亦已難得也歟！

道諺向有謂：大道不孤！
吁！
且觀夫法緣所不孤者何爾?!
竊謂是經古來即爲抄本，故難能有坊刻問世。然，是抄亦非僅孤本。嘗聆
玄一先師 曾有記謂：
《太極經》之鈔，本吾宗秘籍，世無坊本。然昔年遊大岳訪

道探友時，曾與一老道長傾談知契。言至偕時，道長一笑，
入内室出古黃藏抄一册。半覽封款，不覺大異！蓋書扉赫然
大書曰：

太極經

驚而詢之，乃謂得之於道門
先曾祖師之傳，云爲大道之示，然文焉不全，復不解圖符，故屢
誦迭終，難會其旨云云。

斯須時，
玄一先師 默誦心校，通讀一過，方知名是而實非：
文字大旨，多半出入；
章節序次，更復不埒。
想係數代前之秘籍抄本，殆因故而旁落者。
噫！亦奇也。

伏惟
先師當年之所逅見，雖古樸殘抄，殆亦不無玄史秘料可聆……
想此武當舊本，若還藏傳不替，則傳抄問世，抑或早晚間事。
他日倘能僥幸復出，則後之明達通碩、真道隆德，得以校衡
此内外二鈔之得失，及諸進退取捨，旁貫穎透，自必有一番
機趣。
然世之不惜有負先哲承傳苦心而藏經自秘者，時或有之，世
風失樸而至若斯，能否饗世，殆殊難逆料！

自古立言，奚可等閒？
況復典論經旨、大道而太極夫?!
以故，是篇之述，爰就疏憶之篇，反思至再；慎爲細酌，精

以刪訂，期克精菁，斯無愧太極“經”稱！

嗚呼！
大哉太極，大道之傳，會當默識心通，契領精微，克透玄奧，期蔭萬慧。

書成，復置誦細味，迴腸九轉，度其可矣，乃展牘待道，以應緣需。
是爲識。

仿佛
再觀訂録制於金蛇歲夏秋時
客德國而美國

《太極經》秘鈔經文經目符

●○ 經目

符	經目
○○○○○○○○○	（原經無下列標題）
●	太極始師論
●●	立名稱門論
●●●	太極名義論
●●●●	大道名義論
●●●●●	老學道言論
●●●●●●	孔學道言論
●●●●●●●	釋學道言論
●●●●●●●●	伏羲道言論
●●●●●●●●●	黃帝道言論

○○○○○○○○

●	太祖誥道論
●●	養生經道論
●●●	陰符經道論
●●●●	陽符經道論
●●●●●	太一經道論
●●●●●●	道臺秘訓論
●●●●●●●	道德心經論
●●●●●●●●	覺我經道論
●●●●●●●●●	先覺經道論

○○○○○○○

●	天帝訓道論
●●	太上訓道論
●●●	天師訓道論
●●●●	宗祖訓道論
●●●●●	宗師訓道論
●●●●●●	宗門議道論
●●●●●●●	宗門指道論
●●●●●●●●	宗門解道論
●●●●●●●●●	宗門釋道論

○○○○○○

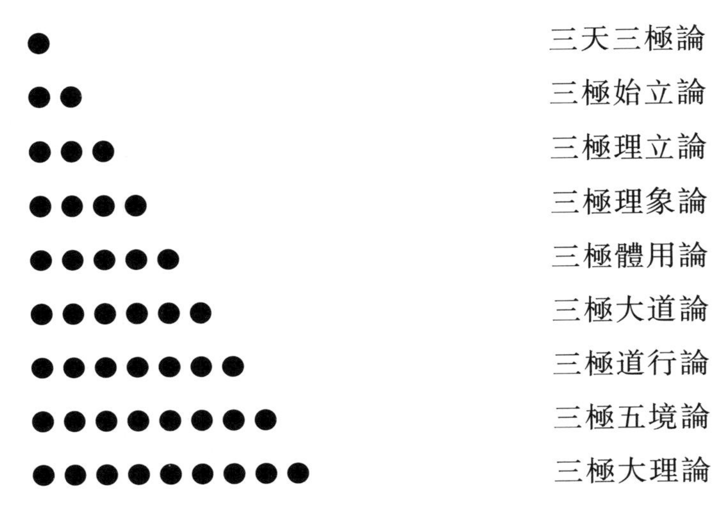

三天三極論

三極始立論

三極理立論

三極理象論

三極體用論

三極大道論

三極道行論

三極五境論

三極大理論

○○○○○

太極中道論

有極中道論

自然大則論

無爲大則論

返本大則論

無得大則論

道無法有論

大法生滅論

萬法歸宗論

○○○○

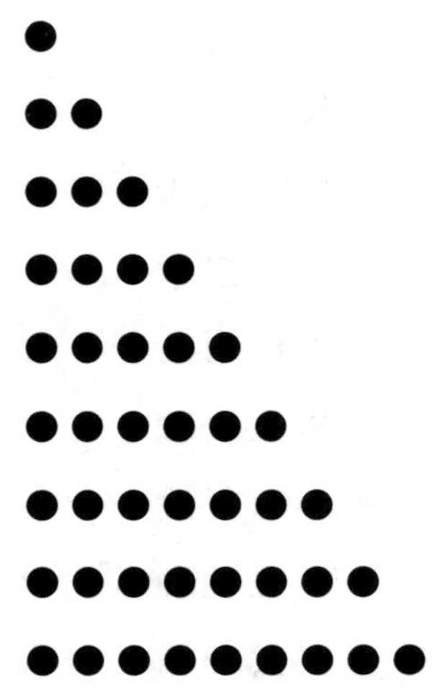

無有知辯論
道生無有論
有無見辯論
太極無有論
有無動静論
太極動静論
性靈智慧論
玅無指辯論
遊戲紅塵歌

○○○

● 三極大道符
●● 九理大理符
●●● 三極九理論
●●●● 三道大行符
●●●●● 九修大行符
●●●●●● 三行九修論
●●●●●●● 慧有三大皙
●●●●●●●● 無極終始符
●●●●●●●●● 無修天真符

○○

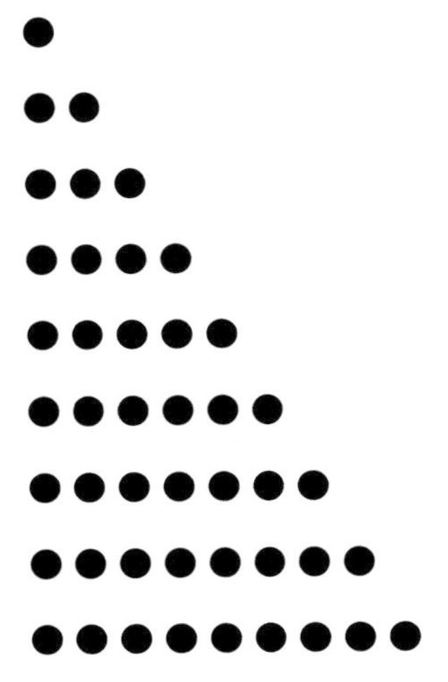

視覺悟理符
聽覺悟理符
嗅覺悟理符
味覺悟理符
觸覺悟理符
慾覺悟理符
意覺悟理符
靈覺悟理符
本覺悟理符

○

十方無極襠
● 九宮太極架
●● 八周兩儀椿
●●● 七轉三才柄
●●●● 六合萬華壺
●●●●● 五中兩面鏡
●●●●●● 四融玄慧珠
●●●●●●● 三玅大明心
●●●●●●●● 二如圓覺性

一元太極真

三靈無上證

太極大道吟

●●●●●●●●●

⊙

《太極經》
秘鈔經書
正文

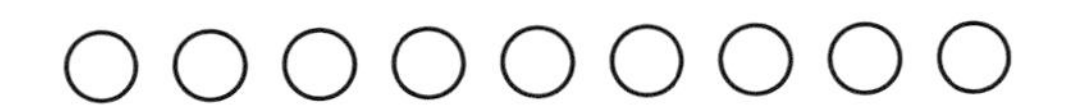

● 太極始師論

太極始師者何？

：盤古。

何以知證？

：盤者，圓也；古者，玄也；圓玄，太極之象。

盤古開天地，太極生兩儀！

太極者，大宇之道也！

盤古皇，天地帝，大宇之主，象曰太極。

佛按：以盤古爲太極，傳爲宋季師訓。

太極立盤古，千古之未發！誠前無古

賢，後無來哲矣！
昔《内經》以爲：陰陽者，天地之道也。
今本《經》則曰：太極者，大宇之道也！
以此度之，兩者相去奚可以道里計！？
道之大，其惟太極乎！

●● 立名稱門論

老子：

有物渾成，先天地生。

强字强名，而曰大道。

孔子：

易有太極，是生兩儀。

即天地母，字名大道。

故：

大道太極、太極大道！

古師祖因名大道曰：

太極門。

商周立修，秦漢立行；

魏晉立門，隋唐立義。

佛按：宋元立言，明清立論；民國立秘，共和立世。

一九九三年春後，更名中華太極學。
自此，無論中外，但凡自稱“太極門”者，無論養生修道、武術運動、气功武功，均與本門之大道傳承無關！
鑒於气功惑世濫名，“太極門”已盛稱中外，爲免魚目混珠，謹此聲明。

●●● 太極名義論

太極者，太有極無。
太極者，太無極有。

太者大之至；
極者最之至。

爲大之最。

太者始、先；
極者終、後；
太始、極終之道。

太者，始後；
極者，終先；
太後、極先之道。

太者古玄；
極者遠眇。

古遠展；
玄玅生；

太古極今。

太者，天父；
極者，地母。

天地父母，萬物宗祖；
事理物情，莫逾其處。

太者，無象之先；
極者，有形之後。

太極，理見之理。

太極生無有；
無有生太極。

太極：本源、始終、有無、陰陽、隱顯、生滅、先後、進退、無爲、自然，義莫不賅。

佛按：太極名義，論或有佚。
太，象天缺首；
極，形木無端。
是則：上之無蓋，下之無底歟！

故曰：
太極，小而無内，大而無外；稽之無始，

窮之無終！

又曰：

太極，界有別無，有無耑指；橫貫三界，豎賅三才。

更曰：

太極，無中含有，無中生有；凡有歸無，一無萬有！

●●●● 大道名義論

大道，天地之道也。
天地外，太虛道也。

道本無形；
象法無垠。

指有，萬象；
指無，一規。

反規，道乎？
道，理見耳。

無理見，有道乎？
可指非道。

不可指，道何？

譬耳！

大道無示！
凡示皆道！

凡示非道！
皆落理見！

我無理見，孰來言道？

理見外，亦道！

内外？亦理見。

外爲何道？

道，我也；
大道，大我也。

我非我；
道非道！

我是我；
道是道！

道、大，老子强名！
無名，道之始。

佛按：大道强名，大義强言。

一自老子言道，此後人皆講道；
凡事理道道理，不知何理是道？

講道理，争理道，
噫！究有幾人能解此個
——道！

既道本難言，何人云曰道!?
既道本不言，何人云爲道!?

道，首走也，應本無路可走者。

道，老氏强字，是必强指歟？

道，老氏之前何指？

老子欺我！

●●●●● 老學道言論

道可道，非恒道；
名可名，非恒名。

致虛極；
守靜篤。

爲學日益，爲道日損；
損之又損，至於無爲。

道生一，一生二，二生三，三生萬物；
人法地，地法天，天法道，道法自然。

專气致柔，能嬰兒乎；
滌除玄覽，能無疵乎！

萬物生於有；
而有生於無。

道恒無爲，而無不爲。
多言數窮，不如守中。

恒道無行；
恒名有著。

虛極静篤；
虛空生實；
真静性容！

學益道損；
學損道益！

專气致柔，能嬰兒乎，返樸之道；
滌除玄覽，能無疵乎，向修之理！

道法自然，法道千古！

物，三足可立；
理，三見始圓！

有生於無，立道；
無生於有，道立。

三乃生萬，悟啓千古！

道生萬有，不及一無！

有所爲，有所不爲，儒也；
無所爲，無所不爲，道也。

無爲無著，故無不爲；
有爲有著，故有所爲！

老祖多言：
道乃數窮！

老祖無言：
道乃數窮！

無言示達透；
有言示悟覺！

守，學兮？道兮？

中凡三：神、气、形！

中再三：理、行、言！

中，見也，何處是？

道尚强名，况中乎！

佛按：道可道，是恒道；
名可名，是恒名！

仿佛强名强字耳！

非是一，道乃合；
不是二，道乃則。

大道，萬有一無；
太理，一無萬有。（注：太理，指太極道哲之理）

無、爲，爲、有！
故曰：
無爲、我爲；
有爲、他爲；
無爲、他爲；
有爲、我爲！

道生萬物，道法自然！
道生自然，道法萬物？

自然是道，不法其我；
自然非道，其法不我！

道法自然，自然非道！
自然是道，萬物皆道！

嗚呼！

千古之下，幾人悟得？

我誤老祖？老祖誤我？！

漠漠本無路，因行道乃出；

過來再指言，惑誤傳千古！

噓……

●●●●●● 孔學道言論

形上爲道；
形下爲器。

生生爲易；
易易爲生。

易有太極，是生兩儀。

一陰一陽之謂道。

朝聞道，夕死可！

乾陽羽天行健；
君子自彊不息。

修身、齊家、治國、平天下。

天命之謂性，率性之謂道，修道之謂教。

老祖曰：

道慧濟世，修齊治平，智過儒者良多！

修身三要：

一曰益其學，二曰廣其志，三曰友其正。

齊家三要：

一曰儉其奢，二曰和其情，三曰樂其事。

齊民三要：

一曰天其食，二曰勵其气，三曰善其望。

治國三要：

一曰嚴其法，二曰寬其俗，三曰和其欲。

平世三要：

一曰上其智，二曰下其吏，三曰公其治。

王佐三要：

一曰智其君，二曰能其臣，三曰巧其民。

修齊半身，坐忘近無；

治平一國，佐王爲有。

吾道一貫，道德其半。

陰陽爲道？朝聞夕死！

老子猶龍，孔子若牛！

佛按：儒出於道，道本儒變！
儒法於道，道由儒展！

孔術入世，治學首屈！
佐治之道，不若老後！

老子非道，非恒道；
孔子是道，是恒道。

是非之間，高下道俗！
得失之中，真僞實豁！

孔子問道老子，何爾當面錯過？
曰：在求聞道故！

●●●●●●● 釋學道言論

應如是住、如是降伏。

應無所住，而生其心。

凡諸有相，皆是虛妄。

離諸相，名諸佛。

如來者諸法如義；
無所從來無所去。

一切有爲，夢幻泡影。

一切賢聖，無爲有別。

觀自在菩薩，行深般若波羅蜜。

色即空，空即色；
受想行，復如是。

伏心之道，玅如其是。

如是妙，妙是如，本來如是！

生心無住，住心無生！

凡諸有相，皆是虛妄。

六識演衍，本非道行！
佛祖此言，驚醒千古！

離諸相，無可名！

諸佛無我；
諸佛我生。

諸法無我，道佛一如。

佛度衆生；
衆生度佛。

一切有爲，夢幻泡影；
老祖無爲，異曲同工！

無爲本無別；
別在無爲見！

人見如來，如來是人；

如來見人，人是如來。

生無從來，死無從去；
無所來去，如是來去！

法無斷滅，道法圓融；
名證無上，法相落著！

色受皆空，何觀自在？

六識等空，九定入行。

佛按：佛法西來，譯成東土；
震旦佛法，大道之學！

故曰：
東土之道，亦佛法矣；
西方之佛，亦道覺焉！

九定入行：
太極三真九定，始五中三終一；
初第三真根空，始五入境發蒙。

有相虛妄，道真法尚；
凡諸世求，乃設諸相！

三教應世，道並出入；

儒入佛出，學見所長！

佛生西方，再植東土；
生根開花，籽結如何？

印度始生佛，終寂佛，以其有生故！

●●●●●●●● 伏羲道言論

一⚊一⚋之謂道；
一默一契之謂傳。

無中生有，聖皇之示。

大道無言，爻示多餘，羲皇之不得已！

大道無言，落理有示！

先聖妙示，大道之機，一默而已！

師忍言也，何不直指太極？

無文有道；
有文無道。

總緣難言，故乃强言！

莫明其妙；
明妙莫其？

何必多事？

多事之秋！

陰陽之道，有極之理！
咘！

佛按：惟古人古文言簡，故後知後會義多！
惜今人今文話多，故可觀可味恨少！

伏羲外觀，爻畫天地；
内忘心我，道慧未生。

史傳伏羲，人首蛇身；
變化無窮，其龍象夫！

龍之傳人，其象無形！
無形之象，萬象可體。

伏羲象道，故不言道；
老子言道，故不象道！

伏羲其本龍乎！

●●●●●●●●● 黃帝道言論

元空積實，玄水生雲，
大虛寥廓，肇命化生。

提挈天地，把握陰陽，
呼吸精气，獨立守神。

恬憺虛無，積精全神，
不懼於物，淳德合道。

遊行天地，視聽八達，
壽敝天地，無有終時。

道無鬼神，獨往獨來；
真气神守，虛無自來。

伏羲示陰陽；
黃帝指天地。

伏羲之道，成於有悟；
黃帝之道，成於無礙。

提挈天地，一靜之間；
把握陰陽，半無之下。

虛無内守；
恬憺外用。

無生天道；
有生地道。

天道無心，地道有情；
有無生人，人並情心。

道無天地人；
德有三生心。

注心觀人，人不是人；
凝性觀天，天乃是天；
知悟此理，乃識人天。

道出黃老，三復成家。

佛按：黃帝論道，有象之行；
性命形神，三修具臻。

三大修者：練養、服餌、房引。

史傳黃帝：三修具臻，白日飛昇。

形修道成，體昇晝登！
形昇九昊，棲身太空?!

奈其時似尚不識神修?
亦復不知有形必有壞?
更復不知“高處不勝寒”！

○○○○○○○○

● 太祖誥道論

太始之先，本來空無；
太初之元，圓育一气。

太無生有，天地大始；
生化萬有，道德其行。

道生無有，理行静動；
道無德爲，自然乃巍。

虚空生實，實生情性；
性智情欲，三才立人。

大道之行，本來自然；
然中悟自，天地一體！

然中悟自；
非無生道。

一气即道。
道非一气。

是非之争！

不名在道。
非是即此。

此爲阿誰？

太者上、祖者宗，道德太祖，阿誰？

祖、何問？

大道無爲，始非老子？

太祖？太上之祖？

玄古無名。

大道無相，大士無名。

佛按：本經之文，藏紙缺損；或有遺訛，無可奈何！

本經數佚，師諱盡失；險存聖訓，已屬萬幸！

老祖之稱，經文數見；道諱無名，殆非一人。

何者方爲大道？
何者方爲大行？
何者方爲大得？
何者方爲大證？
曰：
但非人道語或是！

道，不在指！

●● 養生經道論

心平气和；
道平德和。

凡者母生；
聖者人生。

平常心；
道德存。

吃飯睡覺；
醒悟大笑。

兒未賦名，誰個是我？

容易容易；
有容乃易。

不得究竟；
究竟不得。

道行道行，大道貴行。

道若有行，尚非道行。

道見於智、悟於聖、證於真。

亦皆平常事。

衆生皆悟，道立何處？

不可説！不可説！

可説、可説者。

如是、不是。

聖者悟來，衆生思去！

佛按：是即如來！

説是不是，不是是是！

道説不是儒説是，此中别有是非是！

平常心因緣有三：
一者未染之嬰兒心；
二者貪婪之凡夫心；
三者覺悟之道人心。

平常心，心平常；
常平心，平心常；
常心平，心常平；
第一念，最本心！

人皆不見，唯我獨見；
他皆要亡，唯我不亡！

我是非是，斯乃真是！

●●● 陰符經道論

天地之道浸，陰陽變化順。

宇宙在乎手，萬化生乎身。

自然之道静，天地萬物生。

生者死之根，死者生之根。

觀天之道，執天之行；
知而修真，謂之聖人。

天生天殺，道之理也；
立天之道，以定人徵。

天性人也，人性機也；
爰有奇器，是生萬象。

天人合發，萬化定基；
八卦陰陽，鬼藏神機。

自然道靜，萬物化生；
自然道動，萬物化滅！

生死一根，生生無盡；
道凡一體，道道有性！

八卦九九，關在應機；
道無鬼神，不入世行！

佛按：《陰符經》文，有異世輯；傳抄如是，一仍其舊。

陰符陽符，陰合陽符！
陽符陰符，自在天符！

陰中之符，天人共妒！

陰符落陰，易著世智！

陰符爲道德之鑰！

陰符，暗合之謂；陽符，應合之謂！
道，自合之謂！

●●●● 陽符經道論

潛心性志，遁跡幽門；
三變一性，九化極神。

清涼風气，樸拙蒙辰；
焞恭流影，寂滅判魂。

焊焊火車，無底無輪；
蹇暮靈魄，輝照精魂。

含華歷運，气聚會奔；
邊闕不瘇，神燥命門。

空灌五潛，藏無迴輪；
大圍禸群，胎高輔真。

聖真無行，真聖行琛；
天道斾於，靈性惪夫！

出靈入靈，神燥命門；

陽神幾秘，輝照精魂。

有我無毓，無我守神；
大圍咼群，胎高輔真。

佛按：《陽符經》傳爲《陰符經》之對篇，陰符言世道，陽符言真道，故陰符傳世而陽符不傳。

《陽符經》之文早佚，此傳抄想爲該經之片段，且藏抄文字抑或有遺訛誤襲。

細度陽符文字，是雖喻述修真大旨，然尚未分太極、丹鼎、劍仙、符籙、玄真諸有爲、無爲之不同宗派，則其爲唐代以前之古經文字，似殆可假定。

陽符之旨，尚未及法。

陽符符陽，無爲真常！

形得有爲得，神失無爲失；
要問何失得，只在爲得失！

總在那豈有此理處！

人生，終究是個莫名其妙！

●●●●● 太一經道論

守一道要，得一道妙；
悟性妙明，性無明妙！

世道是道非道；
大道非道是道！

世人求生道；
真人道求生！

一之爲甚，豈可再乎！

一指何？不可說。

見！

何明？妙明！

去妙乃明！

真人獨立守神；
至人夢醒一如；

聖人仙凡一體；
賢人道俗合無。

佛按：太極之傳，宋元而後；明傳太一，暗傳太極。
顯法示世，以引學子；密義獨脈，以葆道真。
道門經秘，如《太一經》《太極經》亦如是。

世人覓道，道人求道；
真至成道，聖賢了道。

千古之下，總是那道？
千古之上，人見萬異！

是人若見非人道，個個入聖個個道！
故曰：
道非人事！
嗚呼！
人爲！

嗚呼——道！
本來無所謂道，衹怪老子强道！

●●●●●● 道臺秘訓論

道出六識，六識非道；
道惟恍惚，恍惚非道。

道本人道，人道非道；
道本人行，人行非道；
茫茫返證，欲海波濤；
無靈有性，天地始交！

道非人道，入自人道；
道非六識，六識入道！

靈性玅靈，性靈明性；
大道之行，靈悟性證！

佛按：道臺，傳爲
無真宗祖 當年學道時，爲
上師 指修之道場。
“秘訓”則爲宗祖當年習悟之記筆。
《道臺秘訓》之原著早佚。此片段，當

爲宗門索憶之偶存，洵爲珍貴者。

無靈有性，成道必經！世所不知，古來無傳。

悟豈能記？
能記皆末事！
可記者，有顯而已！

●●●●●●● 道德心經論

有心入道，必爲心礙；
無心入道，必爲空礙！

我心入道，心我兩礙；
了心入道，心了兩礙！

真心非心，僞心是心；
僞心有念，真心無情！

真性非性，僞性是性；
僞性有智，真性無慧！

真道非道，僞道是道；
僞道有法，真道無行！

真德非德，僞德是德；
僞德有術，真德無施！

真教非教，僞教是教；

偽教有益，真教無利！

真修非修，偽修是修；
偽修有形，真修無象！

益利世見。

真偽世鑒。

真偽道鑒！

鑒偽易，求真難！

真何指？

佛按：《道德心經》何人所作，何人所傳，皆佚。
憶昔
先師嘗謂：此書兩漢魏晉不見，唐初重《道德》，想係唐後時，本門某祖師所著述，因而隱傳本門者。

祖老言心，道心乎？人心乎！一無萬有之心乎？

●●●●●●●● 覺我經道論

我識，天地萬有。

我爲，事理物情。

我修，道德理法。

我證，識智性靈。

我我，誰是我我？

修我，修他何來！

識我，修吾道我。

道須無我處悟我！

誰知無我？

他我。

我修無我，我已在！

我不在，誰修？

我在，修誰？

我修我礙！

有常言表，難！

我，至難識！

我，至易修。

我，悟乃覺！

道，得斯是！

真我是。

誰別？

他！

不識！

佛按：本文秘抄，爲《覺我經》之片段文字，其藏紙亦幾經轉寫，或有遺訛字誤。

《覺我經》傳爲宋

道一宗祖 所著述，藏傳本門者。
惜原書早佚，已無可考。

觀“覺我”一詞，是知爲參悟者語矣！
道曰悟真，佛曰參禪，理致一也。
我，最爲難解難參！

●●●●●●●●● 先覺經道論

行迷道，執不卧，道須反！

悟迷智，著不昧，德須背！

凡迷世，沉不醒，理須覺！

痴迷志，嗜不止，行須驚！

天一祖師 批：
修真行道，縱横看好；
些微之中，自有機巧！

佛按：《先覺經》原書爲“非仙即帝”之
希夷先生 所作，惜原著早佚。此經所録
殘文，記爲當年
天一 先祖師苦心拾遺之經文，且今此所
録業已爲該經片段之片段。

原經篇文，皆爲九字九句之格，每章計
合八十又一字，因號“九九文”。洵爲

希夷先生 生平嘔心之作。今者惟存此四句，且轉抄險夷，岌岌乎已然劫後餘生。原經文義古奧，頗難解析。
文末有
天一祖師 批語，直指玅微，以啓後世。

○○○○○○○

● 天帝訓道論

了道昇天，靈霄封仙！

天地有帝，當非人形；
萬物之主，當應萬象！

耑非人主，封畜禾乎？嘻！

道由帝行，抑由我行？

我修大道，帝修道否？

修則同我，不修異我；
異同皆悖，何爲封我?!

證道若要帝封，成道安能由我？哧！

道無鬼神，何來天帝？去！

諸祖喜破天執！

天空無執，人著有執；
心本無執，落見有執。

道無鬼神，教必鬼神；
教言託道，應俗悖道！

真人立道，聖人立教；
智道愚教，不可偏廢！

萬物主象，當體胎卵，圓如太極，其地球乎？

地球外，气抱球，表虛中實，酷似雞卵，帝宰之象乎！

化生設命，必其使然，奚可無主？

食生争命，已落自然，焉其有宰！

發端千古，頗堪解頤！

佛按：人世有主，故立天帝；總統輪選，天統輪乎？！

三界九皙，理見無宰；若其有主，當非生命！

無爲無主，有爲有主！
無見無主，有見有主！

生命生諸無常處，生存生諸有常處！
生命生諸無主處，生存生諸有主處！

人身有主，生命焉能無主？
生生有主，天地豈能無主？
萬物有主，宇宙奚能無主？
處處有主，主主又能誰主？

主，本無理有！

●● 太上訓道論

諸惡莫作，衆善奉行；
天道無親，惟人自正。

太上有道，降於有德；
太上有靈，應於有誠。

吾若有德，太上有道；
吾若無行，天地無真！

太上，老君也，影指老子。

老子之言與老君不若！

老子言道德；
太上勸善行。

真道，聖教，後成道教！

道中有教；
教中有道！

善心動天地；
德行驚鬼神！

德爲道基；
道爲德本。

德、行一心。

上德不德！

善之善，斯惡已！

善惡非道。

佛按：善惡非道，善惡是道。
是道落俗，非道入聖！

大道自然，本無善惡；
道修心性，乃别善惡。

人落心性，必著善惡；
善平易入，難引狂惡！

善惡之爲見，總在我界别；
本爲生存見，應非生命見！

説善説惡，自心已落善惡；

分善分惡，自性已成善惡！

但落善惡，便著善惡；
但著善惡，便縛善惡！

不見善惡，乃能見道；
著縛善惡，總難見道！

世見善惡，總在那利害處立見，故必失道！

惠能曰：
不思善、不思惡，是即直心道場！
世人學佛，
但信"善惡果報"，不求"了却善惡"；
但信"阿彌陀佛"，不求"直心道場"；
惜哉！

●●● 天師訓道論

生生死死，死死生生；
生死死生，死生生死；
有生有死，無生無死；
有生無死，無生有死。
哧！

天大無大，道大有大；
道大以有，天大以無。

無以生有，有以歸無；
天道見無，人道見有。
哧！

生死死生，因死生生死；
生生死死，爲死死生生。

天不成道，不知有天；
道不生有，不知有道。

人見道，著落有；

道象天，本空無。

人欲求道，故人窺天；
道不欲人，故天由道。

天有道，死人見，非是是非；
見有道，亡聖智，是非非是。

是非非是道。

佛按：天師何人？云非張陵，殆古太極宗祖也。

後世傳謂：張道陵 當年結廬西蜀之大邑鶴鳴峰，潛修九載，終乃證悟了道。成道之日，鶴峰化鶴三鳴，百神護佑，白日昇天，後世奉爲天師！

先師玄一先生 聞張天師 之名蹟，嘗哂笑謂：
如此作祟，豈是道者？
招摇惑亂，非妖即怪！
惜他一無平常心也！

夫天師者，天地之師，天命之師，天人之師也，奚可輕稱？昔釋迦牟尼 成道，惟稱世尊，尚不及天地之僭！張天師 何其如是求著於世間名相耶？

夫道：

生生無限，命命有止；

得道失道，同歸異是！

夫名：

心心無量，言言有止；

有名無名，同歸異是！

●●●● 宗祖訓道論

太極大道，恍惚體真；
外气内信，世代相承！

太極傳起，有道無我；
致新致圓，要在三參！

物化則虛，虛極則空；
空極無有，無有其本。

無極生有，有無化有；
有化其末，萬象無盡。

大道生本，本者元真！
小道化萬，萬者末僞！

大一小萬，法落六根；
神通通神，道礙於神！

道求無而一則得；
道求萬之一則失！

道行無之法則入；
道行有而法則出！

道行自嬰樸則返本；
道行從神通則向末！

無種功行亂，有情道始生；
盛君太極圈，天地入壺烹！

三參之傳：
一參經訓；二參聖訓；三參師訓。

神通法術，人事之能！

道高世見，妖魔出現！

大道焉可神通度人！

無一，本也。

人生萬一，萬一易得；
道修萬有，元一難求！

老子無爲，處無祈本！

自然返本，本得返證！

佛按：本論惜所留符記模糊破損，或些有佚誤，甚憾！

太極之道，無我無人；
内信外气，三參成真！

一得元真，本得上證！
萬不礙心，一來叩門！

人生物華，自競有得；
命短物長，凡得終失！

老子言：道法自然！
是示指已盡！後世多言，總在這一言中。

修悟煉養，功用神通，皆在那不自然上！此釋迦 所以指爲筏喻。

●●●●● 宗師訓道論

天空無空，人空見空；
天道無道，人道見道！

道本無師，天隱地私；
得道無道，無道是得。

法是三餐道是眠，得來惟乎有無間；
生生之趣兩頭看，童女相歡一笑嫣。

不識道字！

道即無常！

無常最玅：常無；無 常；無、常；無常。

道、識見之至！

不見，有道否？

誰問！

凡人修道，求所知見！

道非知見，故倡自然。

大道之傳，本無可傳！
大法之承，原來無法！

無法生法，是爲大法；
有法生法，是爲小法。

若樂小法，難受大道！

佛按：人之生：

生趣向物，生存之圖；
生趣向靈，生命之舒。

居有戀有，有無始甦；
無無方悟，平等無諸！

無有有無，修有證無；
無極返有，有無無無。

無中生有，法之根本；
有中化有，法之枝末。

本亦筏喻耳！

●●●●●● 宗門議道論

道法自然，自然誤道；
道恒無爲，無爲礙道！

總在那不是處；
總在那非非處。

祖言最切！

見切最難！

無爲乃切，自然乃見。

是又不是。

自、自然，何然?

爲、無爲，誰爲?

言之不是不不是!

總是那老饒舌誤人!

道，首走也！

隨他去，是。

道法自然，體也；
道恒無爲，用也！

無爲、太極；
太極、大道！

欲解自然無爲事；
麻衣一忽便千年！

行來不如睡去；
籌參豈若恍惚！

佛按：太極三則，理中則出：
太極無有，無中含爲——無爲；
太極本自，自得其然——自然；
太本極返，返歸其本——返本。

心思似俗，念空類魔；
智慧如聖，徹悟期真；
惟此一瞬，天地同我！

亦惟此同，祖師難不？！

無爲即需自然；
自然即須返本；
返本即當無爲；
三而一，一而三，義契三哲。
古今中外，悟者必先哲是悟此！

道即萬一！
知否？
本來不知！

●●●●●●● 宗門指道論

古來修真，惟返一靜；
形靜動生，神靜念生。

動極自靜，念極自平；
二靜進甚，三靜進深。

真靜能得，真動自應；
靜動住道，玅歸天真。

天真一動，靈慧自生；
悟徹大證，大道自成！

道本自然，修原自在；
悟得自如，證乃自來。

道本易簡，理應奧秘；
世失自然，見乃神異。

説來容難行來易，行道先修形气基；
動靜入門無有出，三真九定一心希！

佛按：指月之手，已觸廣寒；

人不回首，莫之奈何！

道在見上，故凡見不見！

●●●●●●●● 宗門解道論

寂静極極，果因弦圖。

靜極一動，動極一靜；
自九歸一，道待無行！

聞道非道、行道非道；
見道非道、解道非道；
悟道非道、得道非道；
證道非道、是道非道……

道字誤我！

我字誤我！

我執我，怎見他？

知是理、行是戲；
得是屁、放是气！
唦！

天地生我，本來道中；

悖道求道，他不見風！

嘻！

佛按：大道在我，外求則悖；

對而待之，不求自歸！

老子言：萬物負陰抱陽！

仿佛言：人心負道抱俗！

惟人皆負道而行，故不知回頭，不能見道！

●●●●●●●●● 宗門釋道論

道須我修，我難入道！
法須你學，你難入法！

覺須智證，智難入性！
慧須性生，性難入真！

生我爲人，人生虛妄；
養我入世，世道空妄！

天地棄我，我作難人！

天父地母，行將奈何？

天地欺我！

天地無情人有情；
有情必被無情磨！

天生地養，天欺地誑；
天道地法，天真地證！

天地生生，生生天地；
萬物芻狗，無情無義！

非我是我，無我有我；
不仁生我，不義死我！

天地生生，殘酷不仁；
我奪造化，微機當争！

佛按：意顯其我，念念皆我；
以意覓我，無盡僞我！

難怪先師怨懟嗔，衹緣天地戲群生；
當年若是養無我，不滅不生本佛真！

天地無德，天地有道！
天地有道，天地無德！

凡人成道，亦在那設置中！
天地，其戲臺乎？

○○○○○○

● 三天三極論

三極爲何?

無極之存：前存無量，後存太極。

無極先天、太極後天；先天本來。

太極之存：前存無極，後存有極。

無極先天、有極後天；中天本來。

有極之存：前存太極，後存太極。

太極先天、有極後天；後天本來。

太極名立，前承無極，
後紹有極，三極由定！

太極無有，契領有無；
玅貫無有，玄化有無！

佛按：三極推理定。

理見皆知解衍繹，知解皆事理演化！

人生居當下之有，乃知推前後之無。

無能生有，有必歸無；
生生無盡，天地一如。

因落理，見乃縛！

三極關鑰，要在太極：
化生領節，對待含施；
流行玆徉，玄玅契機！

●● 三極始立論

無言之示，以無極也；
默察之示，以太極也；
畫爻之示，以兩儀也。

默契三極，當始羲皇！

伏羲未言！
師心通耳。

象亦言。
默亦示。

佛按：三極祖理定。

兩儀演極，天地道窮；
羲皇有知，應悔立爻！

不知我在，我其時何？
但悟我在，我其是誰？

●●● 三極理立論

三極何立？
老言“有生於無”。
有無見，三極之理在。

無化爲無極；
有無爲太極。

有生爲有極；
有無生生立。

無者有之先，極者無之後，謂之無極。
太者始之先，極者終之後，謂之太極。
有者隱之先，極者顯之後，謂之有極。

天地生，人物成。

三才不離三極大道！

念慮智慧，皆莫能外！

三極，前後爲何？

前後，問之可無窮！

再續名相？則蛇足矣！

三極之道，古《易》未備！
三極之道，今《易》不知。

佛按：三極哲理定。

立三極，見境別！
太極境界觀雛現。

聖言三極規難逾，生死死生成永替；
宇宙乾坤人萬靈，不知何處找關係?!

三極人生無孕人，成人始悟落風塵；
可憐生死業牽絆，
實難禁，無奈萬般乞道真！

了道吾人萬有在，
嗚呼！體同天地亦生生！

爲證無生歸大宇，
噫！不知大宇可情深！

●●●● 三極理象論

天地有表，萬物有象；
凡所生滅，變演三極！

無太生有，極極復無；
三體三生，極應三復。

生復，生滅也。

滅即生，故《易》主生生！

滅亦生，化之生也！

生生必化！

天地化生本，萬物本化生！

三極之道，生肇三天；
三皇未言，三子未備。

佛按：三極象理定。

天地非生命，何來萬物靈；
乾坤大宙衍，宇必生生根。

若言設置生命，宇宰安排宇宙；
大宇化分地天悠，乾坤規界凡有。

不知何者宏劃，却讓衆生忍受！
命命饕餮莫一籌，如何方肯停手？
吁！
哧！
但看命命休！

宇宙生養天地，天地生養生命；
生命生養萬物，萬物生養生物！
嗚呼！
究是誰在導演此等荒唐事！

生命爲生存，因争而智生；
春秋戰國亂，諸子百家成！

●●●●● 三極體用論

太無之始，無量而無極，本也；
太有之初，無極而太極，體也；
太生之運，太極而兩儀，用也；
太化之中，兩儀而萬有，行也；
太變之終，萬有而有極，易也；
太無之極，有極而一無，道也。

兩儀立，天地成；
天設神，地造形。

萬物生，形神能；
智慧萌，大道陳。

人生而知天之設；
人知而智天之使。

識進知化智慧生；
欲企念求器用成。

無生有爲體，有化有爲用；

道者用爲體，凡夫體爲用。

佛按：體用理行立！

生爲體，命爲用；
用暫行，體恒永。
性爲理，命爲行；
理導智，能行役。

人生知智情，欲使六根靈；
當局自迷戲，回頭大夢更！

●●●●●● 三極大道論

三極理示，虛空雲雨；
萬有一無，道大難際！

大道之行，體乎三極：
無極生有，有極化有！

有有化有，有必歸無！

靜極生動，動極生靜！

終極生始，始極生終！

陰極生陽，陽極生陰！

後天有形，有限小道；
先天無象，無量大道。

無象無限，有象有限；
道展無限，道悟眼前！

佛按：大道理行立！

道本無象，何來大小？
道本無意，何來理説？
道本自在，何來行止？
道本無學，何來廢立？

大道、理行、廢立，是皆就俗名相耳。

三極概無有，終始賅三才；
人生大智慧，惟此九靈開！

觀三極，度兩儀；
無則有，盛必抑；
隱顯互，生死易；
反成道，君其記！

總在那莫名其妙處！

●●●●●●● 三極道行論

人生後天，知行有境；
道修之法，三極合真。

無極生有，終極生始；
静極生動，亂極生治。

十開九始，七基四全；
三悟二證，一歸無圓！

有有之在，有生於無；
道在有修，歸無合道！

有爲之修，有爲之成；
在有合道，歸無悖真！

佛按：無真之道立。

大道之行，生生一摶；
形神盡頭，性命超脱！

不知人我，不見彼此；
不識得失，不悟非是！

返樸歸真，極有返無；
此而爲道，道豈是我？

●●●●●●●● 三極五境論

三極三境，人見惟一；
一境之中，並存三境！

人見生有無，無有成三極！

一物生滅，三境在也；
事理智情，概莫能外！

合之殆應五境，曰：
無極、太極、有極、太極、無極。

三極循環相合，蓋即三極五境。
五境之理，可歸三極。
三極五境，有無難逾！
事理物情，概莫能外！

佛按：三界五境：
無之界、有無界、有之界；
無始境、無有境、有之境、有無境、無終境。

終者始先，始者終後；終終始始，始始終終……

終始之道成。

始終終始，循環無已；

時空空時，相應無盡。

三極五境，本來一境；

一境觀五，理道由生！

五境觀立，慧明道生；

人見難逾，事理物情！

總在那非人見處！

●●●●●●●●● 三極大理論

三極三境，化生相與；
起承變復，理致非一。

無量無極，無無因游；
無洄太極，無有必由；
有盡有極，有有易周；
物形生生，相相是休！

三極境界，生復有別。

三極一道無別！

一道異理。

理當不逾大九！

三極大理，一九盡之！

無極無一理；
太極無有理；
有極有多理，

有有異別故。

九數分三極：
應是一、三、五。

道生一無極；
一生二太極；
二生三有極；
九理應三極。

祖示是也：
無極無而一，即一；
太極一而二，即三；
有極二而三，即五！

三極九理之出：
當自有極恒證；
再返太極應證；
終歸無極圓證；
合證三極圓融。

祖言是也！

有極五理已影顯其三：
曰化生；
曰相待；

曰流易！

三理應見已足！

後二理之出，應前三而顯，當作隱存理，則有極五理：
應爲顯三隱二！

師言是也！
二理悟得，有極理圓，惟欠名曰。

銘感
祖師十代功！

太極無有、有無，境見初證！

無有、有無，本是一境，惟順逆有別！

順逆，我之見別！

師言是也，有無理見！

理不可見！

太極理見，析無名，不可說！

有名益不可說！想無極亦是。

無極應是無理！

無理即理，理應應無！

無極之理，師圓不知！

三境一理，我見有別！

世見分別，乃爲分別！

悟證致知，理用匪易！

佛按：三界九理（晢）雛象見！

三極九理，先悟後證；
先覺後會，先理後名。

三極（界）九理，來之不易！
九理三哲（晢），會之不易！

一九九八年，龍城太極哲論會，升華哲之高者曰晢！自此，哲學之階，肇分三等：
一曰智學，哲之初成也；
二曰哲學，哲之中成也；
三曰晢學，哲之大成也。

○○○○○

● 太極中道論

太極契中，橫貫無有；
會無返先，合有紹後。

化轉契機，往復樞紐；
爲道之大，莫此爲周！

何爲大道？
曰：橫貫三界，竪賅三才！

何爲太極？
曰：挈轉有無，玅化形神！

何以覓道？
曰：自然之玅，形神之玄，孰爲主宰？尋根溯源！

何以指道？

曰：生於宇宙，成之乾坤，司命三界，主使無垠！

何覓太極？

曰：生我之境，死我之界，主宰其誰？理推天籟！

何指太極？

曰：凡有之先，是無之後，三界司徒，問誰事由！

太極立，推無極，論有極，三極乃貫。

佛按：太極契中，無有兩端；
生滅隱顯，萬化一源。

太極賦名，其玅不識；
三極因立，竟完九哲！

嗚呼！
天否？
道乎！

●● 有極中道論

有極中存，首尾其無；
前應無有，後應有無。

順歸太極，逆返太極；
順則爲人，逆則爲仙！

太極兩儀，無中生有；
兩儀三才，有以生有。

無中生有，先天之生；
有以生有，後天之化。

無爲其本，有爲其末；
無有其本，有有其末！

道體理用，理體法用；
法體行用，行體受用。

佛按：有極執中，太極兩端；
一無萬有，有必歸源。

●●● 自然大則論

道法自然，自然體道；
道非自然，自然合道！

法法自然，自成然道！

佛按：自然之道立！

自然自然，自然之然；
自然而然，自在其然；
自來之然，自其本然；
自行其然，自成其然；
自得其然，自必其然；
自是其然，自非其然；
自無其然，自有其然；
自歸本然，自不瞭然！

老子之世，自然已然，自然一詞，其古也歟！

●●●● 無爲大則論

無爲爲無，爲無無爲。
無爲爲爲，爲爲爲無。

無爲無爲，無中有爲。
無爲之立，有爲之對。
無爲之法，對有爲言。

佛按：無爲法則立。

生命欲生生，生存須競争；
之誰倡無爲，怎對老天心？

無爲，孰氏始名？聖也哉！

無爲，對應有爲之見！

無爲，有爲之於無。

無尚爲無，爲其不爲！

我得無爲，藉彼有爲！
彼若無爲，我必有爲！
蓋萬事成乎爲！

●●●●● 返本大則論

太極道行，自後返先；
有形落法，無象入真。

老子能嬰兒，道在返其先！

返先，返本爾！

返本而返！

佛按：返本之旨立！

道修倡返本，不識本何立？
爲問老盤古，汝當來是地！

本，對末之名指。

本，何處是真本？

真本無本！

總在那沒道理處！

●●●●●● 無得大則論

無中萬有，無中生有。

有必歸無，萬有一無。

有歸有乎？

得必有失！

道貴無得！

無得而得！

佛按：無得之旨立！

本來沒甚得，連我也無存；
我尚屬天地，最私天地心！
噫！

人所欲得，天地之設；
形物神情，得來終失！
嗚呼！

命生物養，得殆天設；
道生性養，失乃天則！

得之一字，日忙于行；
生命之求，惟一飼耳！
嗚呼 衆生！

●●●●●●● 道無法有論

無爲道，有爲法；
道無象，法有形。

道常無爲而無以爲；
法每有爲而有以爲。

法行落有。

根枝有別。

法必落行。

佛按：道法理見立。

道應萬象故無象；
法落一行故有形！

道本無法，因行有法。
法本無理，因示有理。
理本非道，就俗指道。

總在那人見處！

●●●●●●●● 大法生滅論

道本無爲，何來有法？
無中生有，大法生焉！

法法自生，法法自成；
法法自滅，法法自在！

法自生，成大法；
法有生，成小法！

無生有爲本，無爲之法；
有化有爲末，有爲之法。

佛按：大道法理立。

道行法生，道過法滅！
得道亡法，著法亡道！

總在那非人見處！

●●●●●●●●● 萬法歸宗論

法自本來，無生有成；
靜爲其基，動爲其樹。

無能生有，有亦化有；
無生根莖，有化枝葉。

枝葉繁多，根莖惟一；
葉落歸根，萬法歸宗！

有爲枝葉，無爲根莖；
凡有歸無，歸宗返本！

佛按：有爲之法，有所宜，必有所不宜；
無爲之法，無所宜，故無所不宜！

前者蓋法法無定之使然；
後者即法法歸宗之必然！

法者渡舟，舟有速遲；
法者行徑，徑有正歧；

法者指月，月有井天；
法者境悟，悟有缺圓！
故曰：
法法平等，入道之指；
法法是法，悟道之指；
法法非法，成道之指；
法法無法，了道之指！
萬法歸宗，言道之指。

法，落有之鑰也。

○○○○

● 無有知辯論

無有何如知？

曰：

無無有有故。

有無有乃有天地。

有天地乃見無有。

有人我乃知無有。

落知執乃別無有。

四師皆是，惟吾不是；
腹中饑也，奈爾之何？

佛按：老子一言有無，引來麻煩千古；

上忙真佛神仙，下急官紳黎庶！

有無有無！

競有争無！

嗚呼！

有無？

凡有本無！

●● 道生無有論

道生一，道何生？

自在。

無。

……

萬歸無，無何生？
自然。
有。

有無孰先？

一體之在。

玅語入玄。

不可說！

既已說，便當明！

有生於無；無始之有！

盲無有無！
有無，見爾！

見立有無，則有無空！

見食有無，則有無實！

莊子夢蝶，見蝶故！

孔子言龍，見龍乎！

佛按：文中“……”號，蓋示不答。

因物而立，因見而別；
因境而對，因悟而玄！
盡也！

有無諸見，總在那欲求處！

●●● 有無見辯論

不見有無，乃爲太極，何以故？
有無、一體渾圓，本來無別，是爲太極！

有別，兩儀生。

有落兩儀，無落無極。

無有一體，仁者分別！

不分落聖，分別落凡！

執聖凡，落兩邊！

見非見，是真見。

有非有，爲大道！

太極之道，横貫無有。

如何是有，何如爲無？

如是有，如是無；

如如之中真有無！

爲道應有無；
故不落有無！

一覺醒來，見有是有；
一覺夢去，見無是無！

當見有無，並悟無有！

當是不是，不是當是！

理見之辯！

師不得已。

太極有無，不見有無！

大道無有，不落無有。

是見非見，不著非是。

佛按：各見當來各著境，斯成千古有無爭！

離知見境，去我欲想，何來有無？
故曰：
道本無有，有無非道！

●●●● 太極無有論

太極之道，成無生有。

見無落空，見有落相！
離諸有無，乃爲太極。

太極有無：
含有無而不別；
分有無而不入；

横有無而不住；
化有無而不易。

離有無見，成太極見！

離諸有無，焉成太極？

著與不著，分落兩邊。

落有落無皆不是！

説有説無盡不中。

兼有兼無則是。

應有應無則中。

有無渾成，太極之體；
有無分行，太極之用。

佛按：因境因見而異；
因體因用而別！

別，總在那分辨心！

人生有無，道生無有！
人落有有，聖落無無。

總在這不是不非處！

●●●●● 有無動静論

動生陽，静生陰。

一動一静陰陽生。

太極動静；
陰陽道行。

動爲有始；
静則無終。

誰静？

曰動静，已落有！

無爲静象。

無象焉知静？

有象焉知動？

吾心不動，日月易晝！

吾心有動，天地阿有？

見知已動！

有乃無生，有顯動静，無必隱具；
動乃静生，動顯動静，静必隱具。

有無相生，動静相成。
見反生成。

有無反成故相因；
動静反成故互果。
陰陽終始之道，亦復如是。

佛按：有無，人别；動静，人見。

有因無待，有自無生；
動爲静對，動緣境静。

宏觀界别，則大有隱；
微觀界别，則小有顯！

凡動之物，遥望則静；
凡静之物，近觀則動。

●●●●●● 太極動静論

有無，知故。
動静，見故。

離於知見，茫茫大千！

知見不在，誰言茫茫？

人之知見未生；
有無動静已成。

誰説來？

動静生我；
我生動静。

見！

太極先生；
知見後成。

誰言太極？

我知見否！

太極存知見外？
抑存知見之中？

之内非太極，之外是何爾？

太極本非知見；
知見乃指太極。

所指亦非！

不指者何？

必知其所以合，乃識其所以分；
惟識其所以生，乃知其所以成。

知見生於太極，乃有知見；
太極成於知見，是名太極！

佛按：境，感知之界定。
境，知對之待。
境，感知之在；界，覺受之囿。
故流則易，行則化，覺則變！

境生我知，我知生境；
我知別境，境別我知！

謀事在我，成事在境！

●●●●●●● 性靈智慧論

先天本性，後天變性。

先天性體，後天性用。

性根一體，用顯有變。

性體惢用。

惢悟性證。

性惢一體，悟證兩用。

道映無風，演變有透；
孤放夷情，衆點曨齊。

性天常静，惢氣恒動。

六識入道，道出六識。
六識非道，六識亦道。

悟道證性，六識不知。

參悟思想，本末先後！

慧證智驗，無上有下！

坐盆起跳，猶參六識！？

達者不知；
知者不達！

達乃知，知乃識；
識乃言，言乃名。

名生理；
理生法。

法生説；
説生作。

佛按：自生直心，性也；
田上横心，思也。
故性悟皆從直心；
而思意皆從横心。

此蓋惠能言：直心是道場！

靈從巫口雨，古巫三口祈雨也，已而知靈。

三口者，示祝辭之多耳！

上文靈字作“惢”，爲本門習用之字，頗堪一味！

眇（妙）從目，惢（靈）從心，凡聖二諦之根官見也！

●●●●●●●● 玅無指辯論

物之神者，其無象乎！
事之微者，其無爲乎！
理之玄者，其無示乎！
道之大者，其無指乎！

探微索隱，窮義盡指；
理致圓融，論喻精詳，
皆末事耳！

何而知無，有耳！

在無可變，落有難易！

無之玄玅，因無難測！
無之奥秘，因無隨應！

佛按：立有指無！

若其論之則：
道、無；

行、有；
法、應；
功、成；
知、見；
識、形；
言、指；
名、生；
理、就；
説、喻；
作、述。
其古來太極理行之言指、之著述，由是而生。

世見落有，聖見對無；
聖見落端，道見不落！
故曰：道、無所見！

●●●●●●●●● 遊戲紅塵歌

道道道！莫明其玅！
玅玅玅！吃飯睡覺！
覺覺覺！哈哈一笑！
笑笑笑！夢醒顛倒！

悟！悟得道來没事做！
做！做到頭了没落處！
處！處世得失是個不！
不！不如果吃花開樹！

佛按：傳云此歌嘗延作數代，幽藏玄微，達者誦讀，頗堪解頤！

○○○

● 三極大道符

| | |

●● 九理大理符

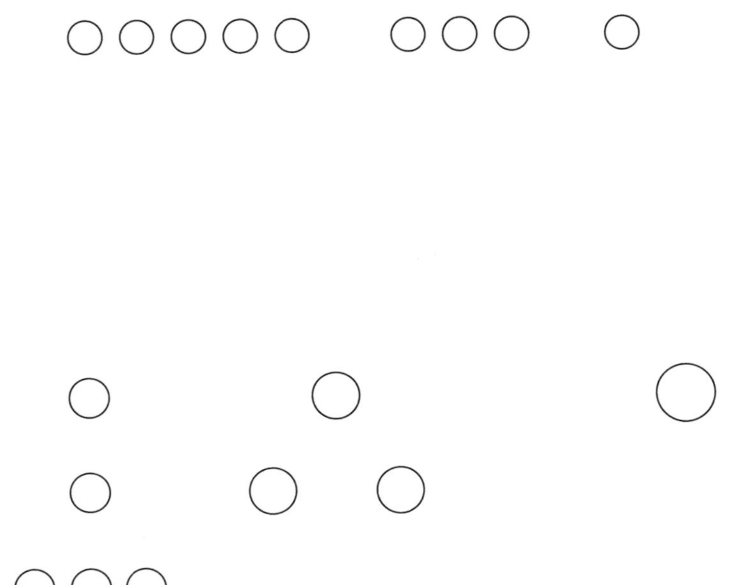

●●● 三極九理論

三極無太有，萬物始孕生；
九理一三五，有無大理成！

顯三隱二，二開一闔；
一有零無，九理三極。

破三見四，透四現五；
應二悟一，證一了無。

佛按：二十世紀末戊寅歲秋，予講太哲於龍城。講授中，博則論及哲學之階，深則言及哲理異同。爲別諸中外哲之指義，乃更太哲之名相曰：三界九晢。

何者爲哲？何而爲晢？
曰：
夫哲者，折口也，言剖格致知，觀析於物之折口也；
夫晢者，析曰也，言格物致知，論理於

道之析曰也。

至是，哲之爲義，殆可由智而哲，由哲而晢，階之則三：
一者，哲之基礎，即智學，故名之曰智理學。
二者，哲之大成，即哲學，故名之曰哲理學。
三者，哲之圓融，即晢學，故名之曰晢理學。
晢而成理則學，是即太極大道之學。

●●●● 三道大行符

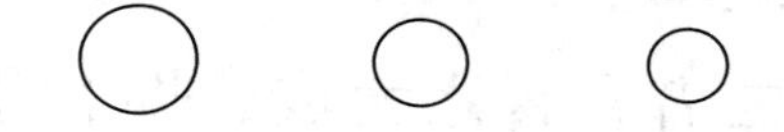

●●●●● 九修大行符

10--- 9▌ 8▌ 7▌ 6▌ 5▌ 4▌ 3▌ 2▌ 1▌ ---0

●●●●●● 三行九修論

三道之行境訣用，九修之階形气神！

十開九始，一歸零闔；
三基三化，三真了道！

形三環，气三圈；
神三圓，九九參！

佛按：此後，本門傳承更爲“三功九秘”。
三功者：功訣、功境、功用也；
九秘者：形三、气三、神三也。
三功九秘，爲太極大道修證之道行内秘，亦即歷世太極宗師之修階悟證證行之貫迹，爲防誤導來者，定永不成文立言。
何以故？爲道本無爲，故不可以示言指，但落示指，則見之則必落有爲、有象，而有著，是必貽害後學者。

●●●●●●● 慧有三大晢

六對

三生 ○

九流

●●●●●●●● 無極終始符

◎　　●…　　…　　…　　○

●●●●●●●●● 無修天真符

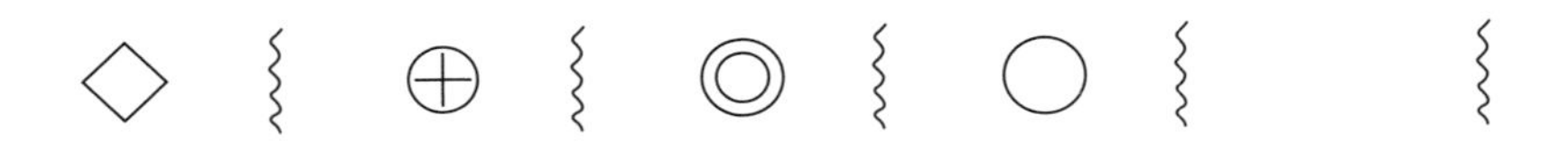

● 視覺悟理符

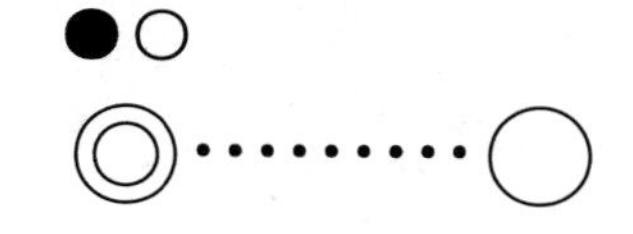

●● 聽覺悟理符

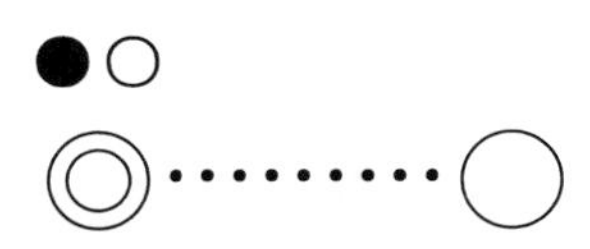

●●● 嗅覺悟理符

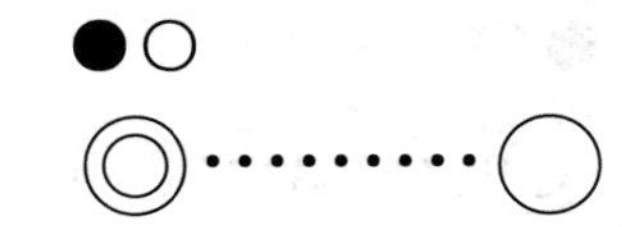

●●●● 味覺悟理符

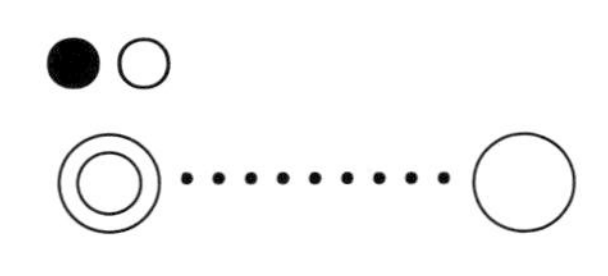

●●●●● 觸覺悟理符

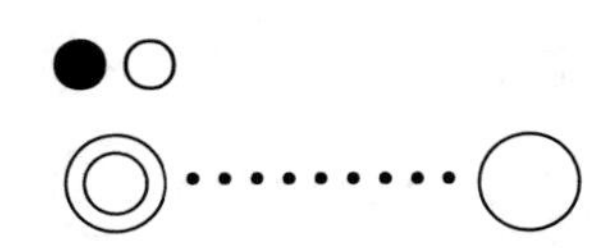

慾覺悟理符

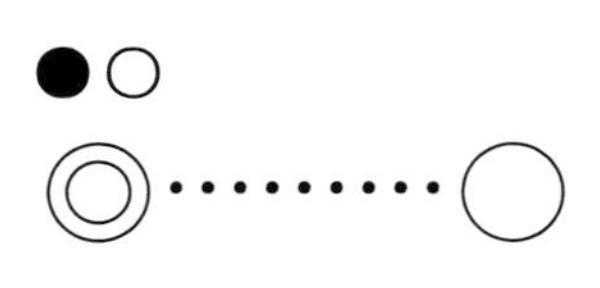

●●●●●●● 意覺悟理符

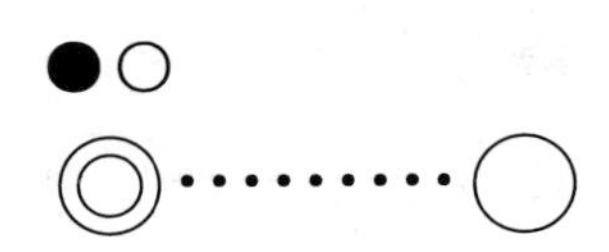

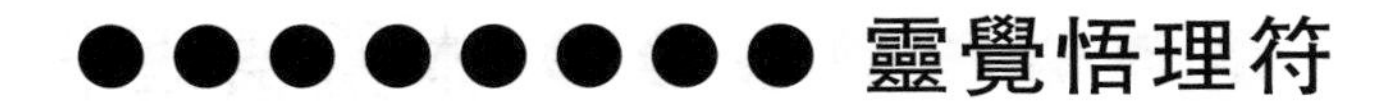

靈覺悟理符

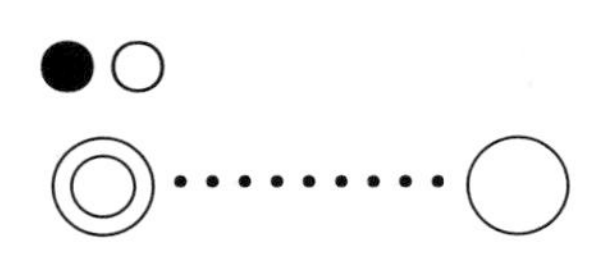

●●●●●●●●● 本覺悟理符

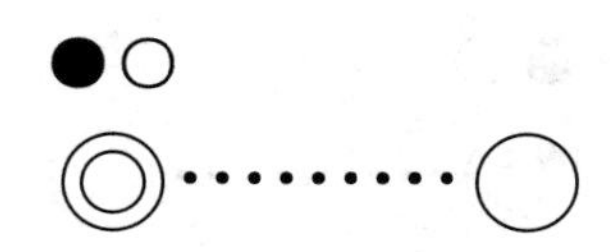

○

● 十方無極襠 九宮太極架

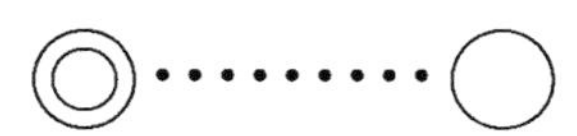

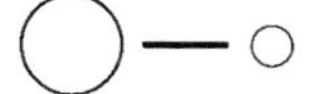

●● 八周兩儀樁

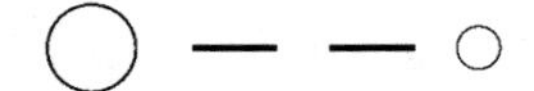

●●● 七轉三才柄

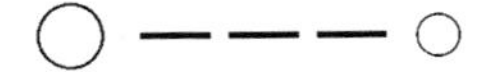

●●●● 六合萬華壺

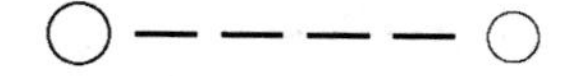

●●●●● 五中兩面鏡

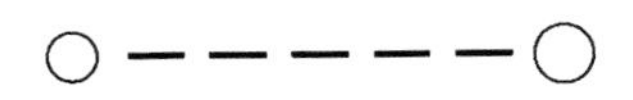

●●●●●● 四融玄慧珠

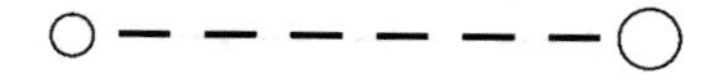

●●●●●●● 三玅大明心

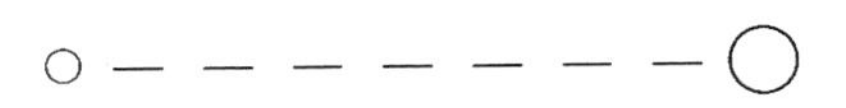

●●●●●●●● 二如圓覺性

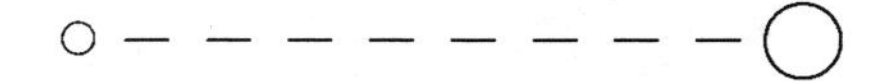

●●●●●●●●● 一元太極真

○－－－－－－－－－○

三靈無上證

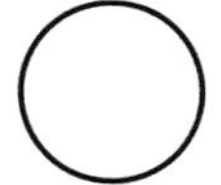

⊙ 太極大道吟

增附：逆修太極吟

仿佛

量無道極太，鄉有無生法；
證上無靈三，常原本極無。
乘元三透穎，真極太元一；
性覺圓如二，心明大玅三。
無有化無有，珠慧玄融四；
鏡面兩中五，壺華萬合六。
柄才三轉七，椿儀兩周八；
架極太宮九，襠極無方十。

一九五六年孟春作於海上
二〇〇一年秋深書於南洋

太極門而太極學緣起

太極之名，名出易系；

太極之義，義出老子。

太極之修，立法於秦漢修士；

太極之傳，建門於晉唐道人。

其爲學也，上承

黄帝之天人陰陽；

其爲道也，下宗

老子之自然無爲；

道法天地，自然自在；

返本無爲，成道成真。

是所謂得之於天、行之於天、成之於天者哉！

自此，天人之玅，大道之奥，理法之微，誠玅備而至於太極大道焉！

太道甫成，未即傳世。（注：太道，即太極大道）

爲應俗立言，因世成説，良非朝夕可期！

愼乎！

大道之傳，祈當圓融奧微，去人執著，發人智慧，奚堪等閒？

惟其成說立論之期，年月彌久，非可僥幸！

吁！

爲防因襲、影移本門未完待成之內學真秘，及諸點滴積累之心血結晶，乃決以：

獨脈單傳，不形文字；不涉世問，不立私説。

寂寂乎……

惟其師徒相授，徐圖秘酌精進。

學無偉成，決毋涉世！

訓云：涓涓不息，流爲江海！

語云：有志者，事竟成！

又曰：龍生芥末，際會九天，誠不欺歟！

斯後，

太極一脈，隱潛神州；代代宗祖，克己成學；艱難險隘，忍繫宗門！

終乃酷歷千餘載而涓涓之於〈不息〉……

嗚呼！徼徼入玄，微微出玅！不惟道脈傳燈不斷，更且義理日益智進……

終至橫空中華，脱穎神州！

吁！其間甘苦，豈是文字言詞所能表於萬一?!

噓！

大道之聖，至理之臻，終乃圓滿融通而成載之於太極學！
太極其大也歟！太極其偉也歟！

嗚呼！
大道太極；
太極大道！
斯天意乎？
人謀乎？
時勢乎？

成學尠至於如是。以故，當年
而清祖師 嘗就太極大道之問世而首作預言謂：一旦問世，必然鳴世！
語云：至誠之者，可以前知。
祖師之誌，非僅是“至誠者語”，更且抑“至知者言”歟！

昔佛幸承千古希世之傳，惶恐何似？每念及此：
宗祖師輩爲道忘我、克忍克精之聖情道懷，蕩蕩然若紅日中天，江流萬轉！
正所謂：
正陽中九天，浩氣貫長虹！
一門誌千古，千古誌一門！

此情此境，不能不使吾輩後來之人爲其慷慨悲憫，擊節三讚：
壯哉太極！
偉哉太極！！
大哉太極！！！

仿佛生而有幸，得降太極獨系嗣家——

文而博古，武而貫今；
才藝橫越，趣致雅集。
幼染至於若斯，殆得天獨厚也夫！

仿佛不敏，幼承庭訓，四歲誦經，六齡習武，九春修真，曾無少輟。十餘載經文練武，學道契德：
嚴父道師，督無少懈；
參學專傳，法緣奇偕！
此而有成，詎敢自許？
其太極累世之德、先人歷積之功歟！

仿佛不才，愧無辱命。太極之道，幸繼開焉。
今太極學，略逞微倪：
非惟承古，更祈采今；
不惟圓中，尤希融外。

大道之微，殆自：
有……
道，理；
法，行；
知，慧；
哲，晳；
道，
無……
誠融圓之於了無焉！

然大道繼傳，其難也夫！昔

老子嘗嗟謂：

上士聞道，奉而行之；中士聞道，將信將疑；下士聞道，大笑之，不笑不足以爲道！

噫噓！

何古來“上士”恨少，而中下其多也歟？

況於道乎？

況夫道而至於大道，大道而至於太極大道，太極大道而至於大成者乎？

噓！

伏竊溯觀上三代之

太極祖師，道學是證大成之果，弘開非乏經濟之才！

所以不及傳世立學者，奈惜皆迭逢戰亂耳！

嗚呼！

社會動蕩，惶惶不可終日；民心不安，汲汲難維生計！

以是道得承繼，學能圓成，已屬萬幸，罔顧他哉！

伏惟仿佛有幸，年近不惑，即邂際華夏盛平，更值傳統文化復興，而吾道更復益熟也，當令傳世乎！

爲是，乃決計首展太極大道、顯傳千古大秘

——道家太極門之大道歟！

仿佛髫齡，懷道懸壺，而立前後，僥幸鳴世。

不惑之餘，乃能神州傳道；

知命之至，更趨五洲講經；

立言立説，著述傳薪；

太極大道，而學理，而道行，遂幸聞於世焉。

惜乎！大道之陳，曲高和寡；茫茫衆生，知音有幾？
先後從學，爲道恒少；慚越耳順，入室無多。
愧對先世，惶惶無地！
嗚呼！大道難行，信然也夫！

無何，氣功妄稱道佛，濫竽浪説遍行！
惟恐同流而污大道名實，遂於一九九三年春，易“道家太極門”爲“中華太極學”，更之以學術文化之新面貌 。

訓云：著新履，必潔步！
今之從權更名，亦“潔步”之不得已耳。

然佛之所以棄門立學，其理更復有三：
一，太極門道行之理法，要在傳世利人。若棄門立學，不稱“道家”，不涉傳統宗教派系！進而展道家學而爲人類學，則更易接納各學派、各學界之學人，易乎衆生求學之望。
二，太極門秘傳，向爲自我道行修真，不及世論。一旦問世，自必入涉世學體用。故惟博貫古今，妙合中外，全道應世，方能立學當代，傳道後世。社會發展，物華日盛，殆非此已不足爲今人道！
三，太極門之稱問世未幾，濫竽日萌，矯稱數起！若久後僞衆真寡，勢必污亂本門千載高潔，更復有損歷代宗祖清譽！今奉請“門”稱退隱，更之以“學”實濟世，庶門學清揚而門聲可保。
有鑒於此，佛乃決計悖古立新，棄門立學，廢“道家”而取“中華”焉！
祖師有靈，幸祈照察！

佛昔觀人類之知與學，嘗概謂：稽人世之學，不外兩端，一曰自我生命之學；二曰自他生存之學。及其所用，乃至所争，亦不外生命之争、生存之争而已。
以是，太極學之學涵，亦由是而大定焉。

太極學涵蘊二：
一曰自我生命之學，爲太極道行；
二曰自他生存之學，爲太極文化。
自我生命，生命奥秘；
自他生存，生存知識。
人道所能，盡矣。

昔《内經》嘗謂：夫道者，上知天文，下知地理，中知人事。乃至洞悉萬類之情，以此印之，殆亦不外此二者已。

第佛之立學，一依大道示傳！世學理用，殆皆立於有；太極，有無耳，故學必立之於有無！立學之則，亦由是而大定。

太極立學，大則有三：
一曰：無所立，無所不立；
二曰：有所立，即立即破；
三曰：當所立，人見難逾。
自是，
學合三立，斯爲太極！
三立一融，是真太極！
後之來者，凡稱名太極學者，幸留意焉。

太極學之學義：

宗太極門“三界九哲”爲哲理解析；
本應世之“一道九理”爲學義釋指。
已而縱貫今古，橫涉東西，博以達約，表以明貫。
惟期窮通本變，圓融幽微，克成大道之學。惟是，乃太極學也！

吁！
太極本無立，應世而有立；
太極學無立，應學而有立。
無學而有學，無有有無學。
是即：
“道生一生二，生三生萬物”之道；
“太極生兩儀，兩儀生萬有”之理。
中華太極學，殆由是而應世焉！

嗚呼！
聖人争天下之不争，道者得世上之無得！
大道不争，大欲無欲；大德不名，大得無得！
惟斯道，吾與歸。
是爲識。

仿佛

時壬禧金龍歲暮 識於神州

《太極經》秘鈔編後

《太極經》秘鈔，向爲太極門大道經論。

吁！

師門輩輩，心血所繫；千載縈縈，引寄厚望。

然竟姗姗行遲，一至於斯！

何者？殆道大難跄也。

語云：大道難立，至理難書！

何爾？抑天機之不可輕泄乎？

今者，太極薪微，克成言傳，大道弘繼，幸未辱命。

惟惜

祖師、先師之傳，皆歿兵火，力難完璧，愧疚殊甚！

吁！

佛今之勉成，不敢云是，易金替銅，伏祈聊慰聖衷歟！

是經問世，隱顯並致；生命生存，冥顯交寄！

若得繼往開來，益利後世，則本門先世傳道之功，可不没矣！

嗚呼！

百感交集，喟萌一語：

太極大道，道大難際！

難！

難也歟！

仿佛

時金蛇歲秋浪遊江洋

初稿記於美東新澤西

圖書在版編目(CIP)數據

氣道鍼經·太極經 ：合璧 ：全二册 / 陸錦川撰.
北京：社會科學文獻出版社，2024.8（2025.2 重印）. -- ISBN 978-7-5228-3999-8

Ⅰ. R245

中國國家版本館 CIP 數據核字第 202427DY89 號

氣道鍼經·太極經 合璧（全二册）

撰　　者 / 陸錦川

出 版 人 / 冀祥德
責任編輯 / 胡百濤
責任印製 / 王京美

出　　版 / 社會科學文獻出版社·人文分社（010）59367215
地址：北京市北三環中路甲 29 號院華龍大厦　郵編：100029
網址：www.ssap.com.cn
發　　行 / 社會科學文獻出版社（010）59367028
印　　裝 / 三河市東方印刷有限公司

規　　格 / 開　本：787mm × 1092mm　1/16
印　張：29　字　數：264 千字
版　　次 / 2024 年 8 月第 1 版　2025 年 2 月第 2 次印刷
書　　號 / ISBN 978-7-5228-3999-8
定　　價 / 198.00 圓（全二册）

讀者服務電話：4008918866